LES BAINS

DE

SCHINZNACH

EN SUISSE

PAR

J. J. AMSLER,

DOCTEUR EN MÉDECINE ET EN CHIRURGIE.

AARAU,

IMPRIMERIE DE H. R. SAUERLAENDER.

1846.

LES BAINS

DE

SCHINZNACH

EN SUISSE

PAR

J. J. AMSLER,

DOCTEUR EN MÉDECINE ET EN CHIRURGIE.

ARAU.

IMPRIMERIE DE H. R. SAUERLÆNDER.

1846.

AVANT-PROPOS.

Quoique les bains de Schinznach figurent parmi les plus renommés de la Suisse, il n'en a pas été fait de description particulière, depuis 1763.

Pendant un si long intervalle, ce que l'on en a écrit se réduit à un petit nombre de fragments dispersés dans des descriptions de bains, et roulant essentiellement sur les rapports géographiques, topographiques et historiques de Schinznach avec ses environs.

Quant aux propriétés médicales de ces eaux, à l'exception des détails consignés par Monsieur le professeur Harless dans ses annales, quelques notices générales, quelques observations accidentelles, voilà tout ce que nous possédons à ce sujet.

Si en ma qualité de médecin attaché depuis longtemps aux Bains de Schinznach, j'entreprends d'en publier une description dans laquelle je traite spécialement de leurs propriétés médicales, c'est que je crois par là remplir un devoir, et répondre en même temps aux vœux qui m'ont souvent été exprimés, tant par les propriétaires de ces bains que par un grand nombre de médecins.

Ces considérations sont sans doute de nature à justifier la publication de mon travail ; mais je ne me dissimule pas que j'ai besoin de toute l'indulgence de mes lecteurs quant à ce qui concerne la manière dont j'ai rempli ma tâche.

Je me suis fait un devoir d'exposer avec une scrupuleuse vérité et mes observations et mes expériences, me gardant avec soin d'encourir le reproche de tout vanter sans restriction, reproche souvent adressé aux auteurs d'écrits comme le mien.

J'ose espérer qu'on n'apportera pas une trop grande sévérité dans l'appréciation qu'on pourra faire de mon travail, surtout si l'on veut bien ne pas oublier combien ils sont rares et courts les moments qu'un médecin de campagne peut consacrer à un travail littéraire.

Wildegg, en mai 1846.

J. J. Amsler.

PREMIÈRE PARTIE.

1re SECTION.

Situation, climat, histoire de la contrée.

Schinznach avec Muri, Im Eigen et le Wulpelsberg,
faisait ci-devant partie du territoire des comtés de Habsbourg. A la suite d'une guerre entre l'Autriche et la république de Berne, ces pays passèrent sous la domination
de cette dernière, et le gouvernement en fut confié à des
baillis, qui établirent leur résidence à Kastelen et à Wildenstein. Mais depuis que l'Argovie s'est élevée au rang
de Canton souverain, Schinznach en est l'une des plus
belles et des plus heureuses vallées. Ses parties planes
présentent une succession variée de champs fertiles, de
prairies, de villages aux toits couverts en tuiles, dont les
faîtes rougeâtres dominent les forêts d'arbres fruitiers qui
les entourent d'une verte ceinture. Des vignobles, cultivés
avec soin, couvrent les pentes méridionales des côteaux ;
ils fournissent un vin recherché et constituent la principale
richesse du cultivateur. Les croupes, ainsi que les sommets de montagnes, sont richement boisées, partout où
ne s'élèvent pas les ruines de quelque vieux manoir ou
quelque château habité. L'Aar, qui déroule au fond de la
vallée ses nombreuses méandres semées d'îles couvertes

de buissons verts et touffus, lui donne l'aspect le plus pittoresque, et y répand cette vie, cette animation particulière sans laquelle le plus beau paysage finit par devenir monotone.

Pour arracher ses enfants aux travaux et aux sujétions de la vie, pour les attirer au sein qui peut faire couler dans leurs veines de nouvelles forces vitales, la nature, en produisant les eaux médicinales, ouvrit les flancs de la terre et en façonna les monts, pour que, dans ces lieux, tout vînt concourir à ses fins. Car, quelque parfaite que soit d'ailleurs l'économie d'un établissement d'eaux minérales, rien ne seconde plus puissamment la vertu curative de celles-ci qu'une riante contrée et un climat tempéré.

Le climat de la vallée est doux et salubre; les fruits du sol y sont abondants et précoces; la santé des habitants, robuste.

Le climat n'y est un peu humide que lorsque la hauteur des eaux est excessive et qu'elles sortent de leur lit, le peu de pente des rives en contrariant alors le prompt écoulement; cette humidité toutefois n'est jamais funeste à la santé, parce que l'action constante du courant atmosphérique produit par la rivière purifie l'air de toute exhalaison délétère.

Une forêt de hêtres défend les bains de l'âpreté des vents du Nord, et offre en même temps une fraîche et agréable retraite pendant les chaleurs de l'été. La plus grande hauteur du thermomètre y est de 22°; sa hauteur moyenne de 17° (de Réaumur). Les variations de la température n'y sont jamais instantanées que dans les temps orageux.

Position astronomique des Bains.

Longitude 21° 44′ 43″.
Latitude 47° 71′ 15″ (île de Fer).

Leur hauteur absolue au-dessus du niveau de la Méditerranée est de 1080 pieds. *)

IIe SECTION.

Bains de Schinznach.

Cette source thermale sulfureuse fut découverte en 1658, sur la rive gauche de l'Aar, à l'endroit où, aujourd'hui encore, il en existe une faiblement sulfurée. Monsieur Nöthiger était à cette époque bailli de la juridiction de Schenkenberg, de laquelle ressortissait Schinznach. En 1670, un terrible débordement de l'Aar ayant complétement obstrué et refoulé la source, tous les efforts et tous les sacrifices de Nöthiger pour la retrouver furent infructueux. Vingt ans après seulement, sa position dans un îlot de l'Aar fut révélée par des vapeurs sulfureuses planant au-dessus.

Jenner, intendant général des bâtiments de la ville de Berne, joignit cette île à la rive droite de l'Aar par un pont de bois, endigua la rivière et fit cuveler le puits de la source. Les premiers bains furent construits en 1694; ils existent encore en partie.

Sous la direction des successeurs de Jenner, d'abord sous celle de M. Morell, secrétaire baillival et gendre de Jenner, puis sous celle de Messieurs Schwachheim et Renner,

---

*) Schinznach est à 16¾ lieues de Berne.
   ,, ,, à 10¾ ,, de Bâle.
   ,, ,, à 10½ ,, de Lucerne.
   ,, ,, à 10 ,, de Schaffouse.
   ,, ,, à 7   ,, de Zuric.
   ,, ,, à 3   ,, d'Arau.
   ,, ,, à 25¾ ,, de Neuchâtel.
   ,, ,, à 33 ,, de Lausanne.
   ,, ,, à 44½ ,, de Genève.

cet établissement s'embellit toujours davantage, et ne tarda pas à prendre place parmi les bains les plus fréquentés du Canton de Berne. [*]

Les plus grands embellissements de ces bains, l'intelligente économie qui les distingue et les rend aussi agréables que commodes, sont l'ouvrage des propriétaires actuels, Messieurs Rohr et Rauschenbach. Il y a quelques années qu'ils laissaient encore beaucoup à désirer ; mais quand on lit aujourd'hui le jugement qu'en portait alors Monsieur Wetzler, *Conseiller médical de Bâle* :

„La situation en est délicieuse, l'hôtel magnifique, la table „royale, les eaux excellentes, les bains détestables," [**] on est forcé de convenir que, depuis, rien n'a été négligé pour conquérir les suffrages des juges les plus sévères et ne laisser aucune prise à une critique méritée.

Aujourd'hui Schinznach est entré dans une phase brillante. Monsieur Harless, [***] membre du Conseil de médecine, met cet établissement au nombre des plus grandioses, de ceux dont l'ordonnance est la plus parfaite; en Suisse, nul autre n'en approche, et il n'y en a qu'un petit nombre de ceux de l'Allemagne qui puissent lui être comparés, sous le rapport de l'étendue et de la magnificence.

Comme berceau de la Société helvétique, Schinznach a aussi sa place marquée dans l'histoire. Iselin et Frey de Bâle, Salomon Gessner et Schinz de Zuric s'y réunirent en 1761, pour fonder en Suisse une association

[*] Le gouvernement de Berne alloua un traitement annuel à un médecin du voisinage, pour que celui-ci visitât régulièrement les bains et consacrât spécialement ses soins aux malades indigents ; de plus, il fit construire, pour les pauvres, un bâtiment particulier qui existe encore et porte le nom de *Maison de Berne*.

[**] Sources et Bains d'eaux minérales. II. 113.

[***] Nouvelles annales de la Médecine et de la Chirurgie, 2e v. Suppl. 1827.

patriotique propre à favoriser le rapprochement fraternel, la tolérance politique et religieuse, le développement du véritable esprit républicain. Le profond respect qu'inspiraient ces quatre citoyens, les principes sages et élevés sur lesquels ils fondèrent cette institution, dont le besoin se faisait généralement sentir, lui donnèrent un rapide essor.

En 1766, elle comptait déjà cent membres de tous les rangs et de tous les cantons de la Suisse. C'est dans les assemblées générales de cette société que Lavater chantait ses chansons patriotiques, et qu'il reproduisait, en les développant avec éloquence, les principes des fondateurs, tels que leur âme les avait conçus, dans toute leur beauté, dans toute leur pureté. En livrant à la publicité et ses actes et ses délibérations, cette société a répandu la bonne semence dans un vaste champ ; elle a bien mérité de la patrie.

Les constructions de l'établissement consistent en une douzaine de bâtiments de diverses grandeurs, parmi lesquels se distingue particulièrement l'hôtel des bains. Les vieux bains sont à une centaine de pas environ des maisons d'habitation, afin que, hors du temps où l'on prend les eaux, les baigneurs ne soient pas incommodés par la mauvaise odeur du gaz hydrosulfuré. A côté des vieux bains, à cinquante pas à peu près de l'Aar, jaillit la source minérale bordée récemment avec beaucoup de soin. Au moyen d'une machine fort simple, mise en mouvement par un bras de l'Aar, une partie de l'eau est conduite aux vieux bains ; une seconde machine à pompe plus compliquée, que l'Aar fait aussi jouer, en amène l'autre partie aux bâtiments neufs, pour y être distribuée et dirigée, soit chauffée, soit à sa température ordinaire, dans les cabinets de bain.

Les vieux bains, nouvellement remis à neuf, sont dans un bâtiment formant deux corps divisés chacun, par un long corridor, en deux rangées de cabinets de bain. Chaque cabinet est lambrissé et contient deux baignoires en bois, des bancs et autres meubles nécessaires. Deux tuyaux les traversent et y amènent l'un, l'eau chauffée, l'autre, l'eau non chauffée; ils sont munis de robinets et chacun peut s'arranger son bain à sa volonté. Les verrous, les jambages et les pivots des portes sont en bois, l'action corrosive de la vapeur des eaux sur le fer interdisant l'usage de ce métal. Il y a quelques années qu'une salle vaste et bien éclairée a été construite, au-dessus des cabinets de bain de l'un de ces bâtiments; elle était d'autant plus nécessaire que, par le mauvais temps, on n'avait, avant qu'elle existât, pour prendre les eaux et faire l'exercice obligé pour en faciliter la digestion complète, qu'une galerie sombre et exposée aux courants d'air.

Une levée en pierres, bordée de chaque côté de peupliers, et traversant un terrain autrefois marécageux, forme le chemin conduisant des bains aux maisons d'habitation.

Des chaises à porteur sont en tout temps à la disposition des personnes qui, au sortir du bain, craindraient d'y passer.

Il n'y a de la vie et du mouvement dans cette partie des bains que pendant les heures consacrées à l'usage des eaux; dans tout autre temps, la forte odeur de soufre dont l'atmosphère est imprégnée en éloigne tout le monde. A quatre heures du matin, bruit, mouvement, allées et venues; à neuf heures calme profond.

Quittons les vieux bains aux modestes appartements, et portons nos regards sur les autres constructions. Un rapide coup d'œil suffira pour convaincre qu'on n'a reculé devant aucune dépense afin d'aller au-devant de toutes les exigences, et que peu d'autres établissements de ce genre ont fait, dans ce sens, autant de sacrifices que Schinznach.

Aux deux côtés de la vaste et magnifique salle à manger, supportée par des colonnes et ayant vue sur le Habsberg, s'élèvent deux hôtels spacieux, qui embrassent une cour large et carrée. Ils contiennent 130 chambres ; la plupart sont gaies et meublées avec goût ; un assez grand nombre sont pourvues de poêles et de cheminées. Il y en a peu dont la vue soit dégagée et étendue, parce que le lieu où est situé l'hôtel est bas et entouré d'arbres ; celles de devant sont en partie masquées par les nouvelles constructions, celles de derrière, par le Habsberg et celles du côté qui regarde Brougg, par une petite forêt.

La salle à manger a cent pieds de long sur vingt-cinq de large et peut contenir deux-cents personnes ; elle est remarquable par la richesse de ses décorations, par son architecture pleine de goût et parfaitement en harmonie avec sa destination. Une partie en est réservée à la danse. De vastes galeries s'étendent au-dessous. Elles offrent un promenoir abrité, pendant le mauvais temps ou les fortes chaleurs ; des boutiques de toute sorte en garnissent les côtés et présentent l'aspect d'un bazar à la foule bigarrée des promeneurs.

On avait souvent exprimé le vœu qu'il fut pourvu à ce que, par le mauvais temps, on ne se vit pas réduit à l'isolement, à l'ennui ; on demandait de pouvoir se réunir dans un lieu destiné aux amusements de la société. Les propriétaires s'empressèrent de répondre à ce désir. En 1840, ils firent construire un nouveau bâtiment, dont le rez-de-chaussée contient la salle à manger de la seconde table, une salle de danse et deux salles de restaurant ; le premier étage est divisé en sept chambres à un lit, une salle de réunion, un salon de lecture et enfin une vaste pièce contenant deux excellents billards. On y trouve des journaux suisses et étrangers. Quant aux ouvrages de littérature, on peut journellement se les procurer chez M. Christen à Arau, à un prix d'abonnement modéré. Au second étage il y a aussi sept chambres à un lit joliment meublées et dont la vue est des plus agréables.

Mais le plus beau de tous les bâtiments est sans contredit celui des Bains-neufs. La forme en est semi-circulaire, la construction solide ; il communique avec les bâtiments principaux par deux galeries partant des extrémités de ses deux ailes ; sous ces galeries passe le chemin qui des Bains aboutit à la grand'route.

Au rez-de-chaussée est une double rangée de cabinets de bain à voûtes élevées et bien éclairées. Le corridor qui les sépare reçoit le jour par des vitres pratiquées au-dessus de chaque porte.

Des tuyaux conduisent l'eau minérale, à sa température naturelle et chauffée, aux baignoires en faïence blanche enfoncées dans le sol. Deux robinets de laiton la mettent à la disposition des baigneurs. Outre les meubles de toilettes nécessaires, chaque cabinet est pourvu d'un appareil pour le chauffage du linge et des manteaux de bain.

On descend deux ou trois marches pour entrer dans les baignoires ; presque toutes, notamment celles de la rangée extérieure, sont assez grandes pour que deux ou plusieurs personnes puissent s'y baigner ensemble ; le plus grand nombre même sont proprement destinées à des familles entières.

Les eaux s'écoulent, par des aqueducs souterrains solidement construits, dans le canal neuf d'où elles sont rapidement emportées.

Au centre du bâtiment, au rez-de-chaussée, sont les fourneaux à chauffer l'eau ; ils contiennent deux grandes chaudières en cuivre fermant hermétiquement, affectées chacune au service d'une division ; un vaste réservoir en bois reçoit l'eau chauffée. L'eau coule dans les bains avec une telle impulsion, qu'elle peut servir de douches modérées. Plusieurs cabinets offrent des appareils à douches, que l'on améliore toujours davantage, en les disposant de manière à pouvoir s'appliquer l'eau sous toutes les formes, dans toutes les directions, à tous les degrés de force et de température, selon que peuvent l'exiger les besoins du baigneur. Dans l'enceinte formée par ce bâtiment, il y a encore une fontaine d'eau minérale, mais on n'y a guère recours que par le mauvais temps ; on préfère généralement prendre l'eau à la source même.

Deux escaliers conduisent à l'étage supérieur des deux ailes de ce bâtiment, de sorte qu'au sortir du bain, on peut regagner son appartement, sans s'exposer à l'action de l'air extérieur. Cet étage contient 43 chambres ; le corridor qui le partage reçoit le jour d'en haut. Une vaste salle, à grand balcon reposant sur des colonnes, en occupe le centre.

Tous les appartements sont tapissés avec la plus grande élégance et meublés avec richesse ; ceux qui regardent du côté de l'Aar jouissent de la vue la plus ravissante. Il y en a de différentes grandeurs ; quelques-uns se composent d'une chambre avec un cabinet contigu, d'autres encore ont des chambres pour les domestiques.

De chaque côté de ce bâtiment, tout près du corps principal, est une salle de réunion, d'où l'on peut se rendre à la salle à manger, par les galeries dont nous avons parlé plus haut.

Les machines hydrauliques de l'établissement, construites pour la plupart en Angleterre, sont renfermées dans un petit bâtiment, à trente pas de distance ; l'Aar leur fournit l'eau nécessaire par le moyen d'un canal.

Une pompe aspirante et refoulante attire l'eau minérale de la source, à une distance de 60 à 70 pas, et la pousse ensuite dans les réservoirs et les chaudières des Bains-neufs. Cette machine met aussi en mouvement une sorte d'aile à ventilation, qui chasse les vapeurs sulfureuses dont l'atmosphère des étuves est imprégnée, et répand en même temps un air chaud dans les chambres, les cabinets et les corridors.

La vaste étendue de terrain circonscrite par ce magni-

fique bâtiment, a été transformée en un jardin qui s'harmonie parfaitement avec ce qui l'entoure.

Des routes bien entretenues partent de Schinznach,
dans toutes les directions, et en sillonnent les environs
riches en sites intéressants; de riants jardins et des pro-
menades forment l'entourage des bains.

Une forêt de hêtres est là, tout près; sous sa voûte
d'épais et vert feuillage, serpentent de nombreux sentiers
où, à l'abri d'un soleil brûlant, hors de la bruyante agitation de la foule, on jouit avec délices et du calme et de
la fraîcheur vivifiante de l'ombre.

Lorsque le temps est mauvais, l'exercice imposé aux
personnes qui prennent les eaux peut se faire, soit dans
la salle des eaux, soit dans les galeries de l'hôtel, soit dans
les salons de réunion, soit enfin dans les corridors du bâtiment des Bains-neufs.

A côté des ressources prodiguées en ces lieux par la
nature, il faut ajouter celles qu'y offre la grande affluence
de voyageurs de toute les parties de l'Europe. Schinznach ne formant qu'un seul établissement, où chacun s'as-
sied à la même table, on apprend bientôt à se connaître,
et on y goûte plus qu'ailleurs les agréments de la vie
sociale. Il est vrai de dire aussi, que la diversité des
langues et des nations y fait naître plusieurs sociétés; tous
contribuent plus ou moins à cette division, préjudiciable
d'abord à chacun en particulier, puis à la société tout
entière.

Avant midi on ne se voit guères, si ce n'est de grand
matin, à la fontaine d'eau minérale. Tout le monde est
occupé; on prend les eaux ou les bains; on déjeûne; on
a sa correspondance à soigner, sa toilette à faire etc. etc.
A une heure, la table est servie; celle de Schinznach est
généralement réputée pour l'une des meilleures. Le dîner
dure une heure à peu près; heure rapide, toujours animée

par une conversation vive et piquante, toujours égayée par les symphonies d'un excellent orchestre.

Est-on convenu de faire une course pendant l'après-midi? le dîner achevé, des groupes se forment dans la cour; ici, une cavalcade se prépare; là, des calèches, des landaus se garnissent; ailleurs, une caravane de piétons se met en marche. Où va-t-on? Les uns se rendent dans quelque ville du voisinage; les autres gravissent quelqu'une de ces nombreuses collines aux admirables points de vue, qui bornent l'horizon; bref, on n'a que l'embarras du choix, et un séjour prolongé à Schinznach suffirait à peine pour épuiser la série des excursions intéressantes dont il est le centre.

Le Dimanche est le jour où les bains sont le plus animés. Du canton d'Argovie et des cantons voisins, d'Arau, de Baden, de Lenzbourg, de Brougg, on y voit affluer, à pied et en voiture, une foule de gens attirés par le charme de ces lieux, autant que par le désir de voir et d'être vus. On a des amis à saluer; on visite les parties les plus intéressantes de l'établissement; on s'amuse à contempler les flots de promeneurs; on va, on vient, on prend un bain, puis arrive l'heure du dîner. A l'appel de la cloche, les salles et les corridors sont envahis; c'est un mélange confus de voix, d'exclamations, de rires, de bruits de pas, à étourdir; mais bientôt le tumulte s'apaise, l'agitation cesse, pour faire place à un cliquetis monotone, accompagné d'un murmure sourd et continu. Partout règne la joie, à cette table brillante; une bonne musique n'y manque jamais.

Au milieu de ces jouissances, de ces éclats d'une gaîté qui électrise tous les cœurs, les pauvres ne sont pas oubliés; la collecte abondante qui s'y fait ordinairement ce jour-là, témoigne que la joie rend l'homme bon et charitable.

Après dîner, tout le monde s'empresse de jouir de tous les amusements qu'offrent ces lieux; pas un moment n'est perdu. De toutes parts retentissent et les chants et les instruments de musique. Les malades eux-mêmes veulent participer au spectacle de ces réjouissances, dussent-ils s'y faire porter. La gaîté est contagieuse ; elle efface l'expression de la souffrance, elle épanouit les visages ; aussi, pour quelques instants, les malades oublient-ils leur maladie et leurs douleurs.

Schinznach étant d'ailleurs situé sur une grande route, voie principale des relations commerciales de la contrée avec la Suisse entière, la quantité de voyageurs qu'elle y amène rend ce lieu, en tout temps, fort animé. Tous les jours, les malle-postes y apportent les lettres et les journaux les plus estimés de la France et de l'Allemagne.

Quant aux bains, aux chambres et aux choses secondaires, rien n'a été négligé pour rendre ce séjour agréable et peu dispendieux aux personnes peu favorisées par la fortune.

Une table d'hôte particulière leur est réservée, à laquelle sont aussi admises les personnes attachées aux hôtes de la première table. Le prix en est de 12 batz par jour.

Les pauvres y sont parfaitement soignés à tous égards. Pour eux, les frais de séjour sont modérés ; la nourriture, le logement, les bains et le service se payent à raison de 12 batz par jour. Ils sont placés sous la protection d'une commission spéciale, chargée de procurer des chambres aux malades, de les faire soigner, de veiller au maintien de l'ordre et de la décence, de faire observer rigoureusement les mesures de police (qui entre autres interdisent la mendicité), et d'administrer les fonds dont la maison des pauvres est dotée. Les frais de leur entretien s'élèvent souvent jusqu'à trois et quatre mille francs de Suisse ; ils sont couverts, en partie, par les contributions des gouvernements auxquels les pauvres appartiennent, et, en partie, par les intérêts des fonds de la maison des pauvres. Toutefois les sommes provenant de ces sources, seraient loin de suffire,

si la bienfaisance et la libéralité des hôtes de Schinznach,
qui, dans les collectes du dimanche, répandent à l'envi d'a-
bondantes aumônes, ne venait si à propos seconder cette
oeuvre de charité.

Il est beaucoup de gouvernements, hors de la Suisse
surtout, qui ne font rien, ou fort peu de chose, pour leurs
pauvres. Néanmoins, outre le logement et la nourriture,
on cherche autant qu'il est possible, à procurer à ces
malheureux abandonnés la satisfaction de quelques autres
menus besoins, afin de les entretenir dans cette tranquil-
lité d'esprit, condition si importante du succès de la cure.
Souvent même, quand le pauvre, honnête et résigné sous
le poids de l'indigence, reprend son bâton de voyage, pour
s'éloigner des lieux où il a recouvré la santé, on lui donne
encore quelque argent.

Les bains de Schinznach s'ouvrent ordinairement vers
la mi-mai; les mois de juin, juillet, août, étant les plus
favorables à la cure, à cause de leur température égale
et chaude, sont aussi ceux où ils sont le plus fréquentés;
cependant, lorsque le temps est favorable, les baigneurs
prolongent leur séjour jusqu'à la fin du mois de septembre.
Toutes les nations de l'Europe y sont représentées. Les
Suisses y sont ordinairement en majorité: il en vient surtout de Zuric, de Berne, de Bâle, de Genève, de Vaud,
de Neuchâtel, de Schaffouse, d'Argovie; on y rencontre
aussi beaucoup de Français, d'Allemands et d'Anglais.

Quoique Schinznach puisse loger commodément deux
cents personnes, il arrive assez souvent qu'au fort de la
saison, lorsque le temps la favorise, tous les logements
sont occupés; c'est pourquoi les personnes qui ont l'in-
tention d'y faire un séjour prolongé, agissent prudemment
en s'adressant d'avance aux propriétaires, pour ne pas s'exposer au désagrément de ne point trouver de place.

Cette courte notice-ci est suivie d'un tableau du prix
exact des chambres. En général, ils diffèrent peu de ceux

des autres grands établissements de bains de la Suisse. Ils varient de dix à quarante batz. Toute la durée de la cure se paie à raison de deux napoléons pour les petits cabinets, et de trois napoléons pour les chambres de bain. Le dîner coûte vingt batz; on soupe ordinairement à la carte. Il a déjà été dit qu'il dépendait de chacun de s'y établir sur un pied plus économique.

IIIe SECTION.

Environs.

La vue que l'on a des maisons d'habitation n'est pas étendue, parce qu'elles sont situées sur un terrain bas; toutefois, celle du plus grand nombre des chambres, quoique circonscrite, est d'une beauté attrayante.

On ne se lasse jamais de contempler le cours de l'Aar aux îles couvertes de bosquets; la situation pittoresque des villages de Schinznach, de Veltheim et d'Oberflachs; les châteaux éloignés de Kastelen et de Wildenstein; la ceinture ondoyante et bleuâtre des monts du Jura qui embrasse la vallée et borne l'horizon.

Il y a, en Suisse, peu de sites qui offrent autant d'attraits et moins de fatigues que les hauteurs environnantes. Là se déroulent aux yeux les vues les plus étendues, les plus variées, les plus gracieuses.

Si, par ses beauté naturelles, cette contrée répond pleinement au but et aux vœux de ceux qui viennent y chercher la santé et d'agréables distractions, les grands événements historiques dont cette partie de l'Argovie a été le théâtre, la rendent également digne de l'attention de quiconque aime à interroger les vestiges des temps passés. On est là sur une terre classique, entouré des nombreux monuments d'une époque agitée et fertile en événements, dont l'influence sur la nation suisse a persisté jusqu'à nos jours.

HABSBOURG. — L'une des plus agréables excursions que l'on puisse faire est celle qui aboutit aux ruines du gothique manoir de Habsbourg. *)

Voici la description que Monsieur le conseiller de médecine Harless, fait du point de vue de cette hauteur.

„D'ici la vue est vraiment d'une étendue et d'une magnificence saisissantes; on en trouve peu de pareilles en Suisse dans les régions jurassiennes, et aucune de celles qu'on admire dans les montagnes des bains de l'Allemagne ou de la Bohême ne la surpassent, pas même la vue du Schlossberg près de Tœplitz, ou celle du Plateau (Platte, maison de chasse) près de Wiesbaden. Du haut des créneaux de Habsbourg, on découvre à ses pieds les fertiles campagnes de la vallée de l'Aar, Brougg, Windisch; au nord s'étendent les montagnes du Frickthal, la lisière bleuâtre des monts de la Forêt-Noire et, dans la plaine qui les sépare, les longs replis du Rhin; l'œil plane sur les brillants sillons de la Reuss, au sud, de la fougueuse Limmat, à l'ouest, et de l'Aar, dont les rives exposées au levant sont tapissées de vignes; ces trois rivières vont se rapprochant toujours davantage jusqu'à ce qu'enfin, réunies en un seul lit, à une lieue et demie de Habsbourg, elles aillent, sous le nom d'Aar, déboucher dans le Rhin.

„De toutes parts, sur les croupes boisées des montagnes, on voit surgir d'imposantes ruines des châteaux de la féodalité, et des châteaux modernes; de toutes parts, les clochers et les toits des villages et des hameaux innombrables disséminés dans la plaine s'élèvent du milieu

---

*) Depuis que l'empereur François I a visité le berceau de sa dynastie, en 1814, de bons chemins où l'on trouve de l'ombre pendant la moitié de la marche, conduisent à ces ruines.

des prairies, des massifs d'arbres, des bouquets de bois,
à travers lesquels la Reuss écumante, au sud, l'Aar aux
teintes plombées, à l'ouest, promènent leurs nombreuses
sinuosités.

„Mais ce qui surpasse tout ce qu'il est possible d'ima-
giner, ce qui est d'une magnificence et d'une majesté infinies, c'est lorsque, par un ciel sans nuages, aux rayons
de feu d'un soleil du soir, se déploie au loin la gigantes-
que guirlande des Hautes Alpes; elle s'étend depuis le pays
de Glaris et des Grisons jusqu'aux confins du Dauphiné,
embrassant dans ses contours les cantons primitifs, l'Ober-
land bernois, le Valais et la région méridionale du Léman;
ses cimes couvertes de neiges éternelles, ses glaciers nuan-
cés des plus vives couleurs, et leurs sombres anfractuo-
sités, apparaissent à l'œil, dans tous leurs détails, avec
autant de netteté que si l'on était sur les points les plus
élevés du Weissenstein. Ce site admirable est certes un
des plus précieux agréments de Schinznach; on y découvre
tous les jours de nouveaux charmes; les hôtes des bains,
au reste, ne sont pas les seuls à en éprouver la puissante
influence et l'attraction irrésistible; les voyageurs qui
passent à Schinznach échappent rarement à sa séduction,
et s'arrêtent volontiers quelques jours à cette fontaine de
Blanduse, pour y savourer les délices de la ravissante
nature qui l'entoure." *)

Le Habsberg formant un massif isolé qui domine les
régions du nord et du nord-est, les Romains y avaient
construit une tour d'observation pour la sécurité de Vindonissa; des restes de murs antiques et des monnaies romaines trouvées sur cette hauteur et dans ses environs,
ne laissent aucun doute sur l'existence d'un poste militaire

---

*) Harless à l'endroit déjà cité p. 86. — Un panorama de
cette vue, remarquablement bien fait, a été récemment
publié à Aarau.

fortifié dans cet endroit. La destruction de Vindonissa aura sans doute aussi amené celle de ce fort. *)

Plus tard, tout le Wulpelsberg et plusieurs autres terres seigneuriales de l'Argovie, passèrent sous la domination de la maison d'Altenbourg d'Alsace; elle possédait en outre plusieurs fiefs impériaux, qu'Othon retira à Gontran d'Altenbourg; celui-ci s'établit alors dans son domaine d'Eigen près de Kœnigsfelden.

Dans le partage que ses quatre fils firent entre eux de leur patrimoine, le Wulpelsberg échut à l'évêque de Bâle Werner, célèbre comme fondateur de la cathédrale de Strasbourg et du couvent de Muri en Argovie.

Pour défendre et protéger ses possessions en Argovie, Werner fit construire le château fort de Habsbourg; il confia d'abord la direction de ces travaux à son frère, et plus tard il lui donna le gouvernement de ses domaines. Lorsque l'évêque visita pour la première fois son nouveau château, dit l'histoire, il en admira les tours et les murailles, mais il se montra fort mécontent de la mesquinerie des ornements; il demanda compte de l'emploi de son argent, et son frère Radbot lui promit de le satisfaire le lendemain. Aux premiers rayons du jour, Radbot conduisit l'évêque sur les créneaux des tours et lui montrant le château entouré d'hommes armés: „Voilà,“ lui dit-il, „le vrai et solide ornement auquel j'ai consacré votre „argent.“

Radbot, enrichi par l'héritage de ses trois frères et par son mariage avec Ida de Lorraine, prit le titre de comte de Habsbourg. Par des alliances avantageuses et des héritages, les comtes de Habsbourg, obscurs dans l'origine, étendirent peu à peu leurs domaines, surent faire valoir leurs avantages personnels et parvinrent à un assez haut degré de puissance. Rodolphe, le plus célèbre de sa

---

*) De Haller, l'Helvétie sous les Romains. 2 v. p. 418.

race, naquit en 1218 dans le château de ses ancêtres, où s'écoulèrent sans doute les années de son enfance; il fit une campagne en Italie et se mit à la solde des villes de Strasbourg, Zuric, et des trois Waldstættes, qu'il protégea contre les usurpations des seigneurs; dans ses rares moments de repos, Brougg était, selon toute apparence, son séjour favori. Rodolphe épousa la comtesse de Frohbourg qui lui apporta en dot des seigneuries et des richesses. Sa valeur et sa loyauté l'élevèrent sur le trône de l'empire germanique: on comptait d'ailleurs sur son énergie pour faire cesser les désordres découlant du droit du plus fort: cet espoir ne fut pas déçu.

A partir de cette époque le château de Habsbourg s'éclipsa peu à peu, et tomba en 1415 au pouvoir des Bernois. Mais ce berceau d'une famille qui, pendant 300 ans, a donné des empereurs à l'Allemagne, des rois à la Bohème, à la Hongrie, à l'Espagne, à la Sicile, à toute l'Europe un nombre incroyable de reines, de princesses, d'abbesses, restera toujours l'objet du respect et de la vénération de la nation allemande.

Cette race illustre s'éteignit avec Marie-Thérèse. Il est peu de familles princières en Europe qui ne fassent remonter leur origine à un petit-fils ou à une petite-fille de Rodolphe I. *)

---

*) A la mort de Marie-Thérèse, en 1780, il n'existait en Argovie d'autre famille noble, remontant à l'époque de Rodolphe I, que celle des seigneurs de Hallwyl, résidant au château de Hallwyl; dans le reste de la Suisse il y a encore un grand nombre de noms contemporains de celui du comte Rodolphe, les Landenberg, à Zuric; les de Mulinen, d'Erlach, de Graffenried, de Wattenwyl, à Berne; les Im Thurn, à Schaffouse; les d'Affry, de Montenach, à Fribourg; les Réding, à Schwitz; les Tschudi, à Glaris; les de Salis, dans les Grisons etc. etc. Directions pour voyager en Suisse par M. le Dr Ebel, 4 v. 1810.

Trois bâtiments attenants les uns aux autres, et deux tours, voilà tout ce qui reste du vieux château fort; mais les débris de ses épaisses murailles, les fossés qui subsistent encore attestent que son étendue était bien plus grande autrefois. Un escalier de 70 marches, encore très-praticable, conduit à l'une des tours. Les murs sont en pierres non taillées et ont huit pieds d'épaisseur. A soixante et dix pieds de hauteur sont les embrasures des fenêtres, ainsi que la base d'une guérite ou tourelle d'observation. Les planchers sont en bois de chêne. L'espace intérieur de la cour de ce vieux fort a de 16 à 20 pieds carrés. Le milieu du bâtiment qui communique avec la tour est couvert d'un toit et renferme quelques chambres; la chambre de Rodolphe est à côté du vestibule. *)

Aujourd'hui ce château n'est habité que par un garde chargé de veiller au feu; il annonce les incendies qui viennent à éclater dans les environs, en tirant avec deux mortiers placés dans la vieille salle des chevaliers.

Le versant méridional du Habsberg porte le nom de Wulpelsberg; il est probable que ce nom lui vient des loups qui l'habitaient, lorsqu'une épaisse forêt, se prolongeant jusqu'aux plaines de Birr, couvrait encore ses flancs. La plaine de Birr est au nord de la montagne; c'est l'une des plus étendues de l'Argovie. Sous la domination romaine, elle était traversée par une voie qui, partant de Vindonissa, longeait la montagne de Brounegg, coupait la forêt de Rohr, passait à Arau, Soleure (Solodurum), Aveuches (Aventicum), et reliait ainsi Vindonissa à la Gaule et à l'Italie.

Le Boetzberg. — Vers le couchant, le Boetzberg (mons vocetius) déploie en forme de croissant, autour de la vallée, son chaînon que termine, vis-à-vis du Habsberg, la

---

*) Les ruines et leurs environs en haut relief peuvent se voir chez Messieurs Meyer à Arau.

haute colline des Quatre Tilleuls. Des forêts en couvrent les sommités, et sur ses flancs exposés au soleil levant s'étendent de beaux vignobles. La colline des Quatre Tilleuls, au pied de laquelle la belle et gracieuse vallée de Schinznach étale ses richesses naturelles, ses champs, ses prairies, ses vergers, ses villages, et d'où les regards embrassent le cours majestueux de l'Aar, offre un point de vue que bien des personnes mettent au-dessus de celui de Habsbourg.

La grande route de Zuric à Bâle, qui passe par Brougg, est une des plus fréquentées de la Suisse. A quelque distance de cette route, sur une éminence, on retrouve les vestiges d'une voie militaire des Romains. Partant de Basel-Augst (Augusta rauracorum), elle franchissait d'abord le Bœtzberg, passait à Baden (castellum thermarum), remontait le Wehnthal, arrivait à Winterthur (Vintodurum), et au fort de Pfyn (ad fines), sur la Thur, terme d'une irruption des Rhétiens, puis se dirigeant par Arbon (Arbor felix) sur Augsbourg (Augusta Vindelicorum), faisait communiquer le nord des Gaules avec les provinces orientales de la Rhétie et de la Norique.

Le Gisliflüh. — C'est un piton du Jura, assez raide, haut de trois mille pieds, lequel se dresse à une lieue au sud de la vallée. Depuis que la Société patriotique d'encouragement pour la culture en a fait aplanir la cime, et rendu l'accès facile, il est très-fréquenté ; la vue qu'il présente sur la Forêt-Noire, la Souabe, les Alpes et sept lacs y attire beaucoup d'étrangers et de gens du pays ; ces derniers s'y portent en foule le jour de l'Ascension, pour y attendre le lever du soleil qui, ce jour-là, dit-on, s'élance en trois bonds au-dessus de l'horizon.

Par un ciel pur, aux rayons du soleil couchant, ce point de vue est de toute beauté.

Windisch. — Un peu avant de confondre leurs eaux, l'Aar et la Reuss forment un espace angulaire qui renferme

Windisch, Brougg, Lindhof, Husen et Altenbourg; dans cet espace, du point de jonction des deux rivières, en remontant leurs bords jusqu'à l'entrée de la vallée de Schinznach, on foule les débris de l'antique Vindonissa, jadis fameuse, tant par sa grandeur que par sa beauté et son importance. Drusus, Germanicus et Tibère en avaient fait le centre du système de fortifications opposées aux Germains et aux Allemans; la principale place de guerre sur la ligne du Rhin supérieur, où venaient rapidement se concentrer les légions romaines, par les voies militaires qui reliaient les Gaules et l'Italie aux camps ou places fortifiées des provinces du nord et de l'est.

De fortes et épaisses murailles, flanquées de tours, protégeaient Vindonissa contre les attaques des Germains; elle était très peuplée, et pouvait recevoir en cantonnement une légion de six à dix mille hommes avec ses équipages. *)

Les tours d'observation élevées par les Romains sur presque toutes les hauteurs des environs, sur le Habsberg, le Brounegg, le Bœtzberg, ont laissé partout des débris, dont chaque jour enlève quelque parcelle. Les vieux murs de Gœttishausen, près des Bains, paraissent bien moins être les restes d'un temple païen, que ceux d'un édifice d'architecture militaire.

Vindonissa avait ordinairement la 25ᵉ légion en cantonnement; elle fut une fois remplacée par la 11ᵉ surnommée l'impétueuse, noyau des armées romaines au Rhin supérieur. Vespasien voulant rendre le séjour de l'âpre Helvétie agréable aux Romains, fit des embellissements considérables à Vindonissa. On voit encore un aqueduc en pierre, construit de son temps. Il commence dans la plaine de Birr, traverse Windisch et fournit abondamment d'eau le monastère de Kœnigsfelden. Entre Brougg et

---

*) L'Helvétie sous les Romains par de Haller contient un plan de Vindonissa. 1811. 2 vol.

Kœnigsfelden, sur la route d'Oberbourg, s'élevait l'amphi-
théâtre où venaient se divertir les légionnaires ; l'emplacement en est facile à reconnaître ; on y remarque un espace
enfoncé, de forme ovale, qui doit avoir été l'arène où les
gladiateurs combattaient contre des animaux féroces. Ce
lieu porte aujourd'hui le nom de Bærlisgrube.

On a souvent découvert dans cette contrée des murs
de prisons et de maisons offrant la trace des flammes. La
tour noire de Brougg est aussi de construction romaine.
Ses énormes pierres de taille semblent provenir d'édifices
plus anciens ; elles sont entassées sans égard aux lettres
et aux figures qui s'y trouvent gravées.

L'ouvrage des Romains le plus important, celui dont
l'utilité a passé jusqu'à nous, est sans contredit l'élargissement du lit de l'Aar près de Brougg, où son cours,
resserré à travers l'étroit passage laissé par deux bancs
de rochers, devait former un contre-courant fort dangereux pour les embarcations, sinon rendre la navigation
impossible en cet endroit.

Les citoyens de Vindonissa vivaient sous l'autorité de
magistrats élus par eux ; leur principale ressource était le
commerce, rendu actif par la présence des légions, la situation favorable de leur ville au confluent de trois rivières,
et la jonction des voies militaires de l'est, du sud et de l'ouest.

L'église de Windisch possède un témoignage intéressant
de la double importance de Vindonissa, comme place forte
et ville commerciale. C'est un bas-relief, représentant le
dieu du commerce et des grands chemins ; à ses pieds est
une tête de bélier, attribut du protecteur des forteresses
et des défilés.

Des coupes, des patères, des instruments de chirurgie,
des vases de terre et quantité d'autres ustensiles, trouvés
dans ces lieux et portant le nom de Vindonissa, attestent
que les arts et l'industrie y étaient parvenus à un degré
de développement remarquable.

Une partie des monuments de cette cité, ceux qui auraient pu jeter du jour sur son histoire, ont été détruits par l'ignorance; d'autres sont, peut-être, enfouis sous le sol qui s'est élevé sur ses ruines; cette supposition est d'autant plus plausible, que, jusqu'à présent, il n'a point été fait de fouilles sérieuses.

Ces précieux objets d'antiquité ne se remontrent pas seulement sur l'emplacement de Vindonissa; autour des villages voisins, dans les champs où furent, sans doute, établis les campements d'été des Romains, la charrue arrache de la terre des fragments d'un mortier indestructible, des briques plates et creuses, ainsi que des pierres tumulaires portant des inscriptions. Un grand nombre de ces dernières ont été employées à la construction de bâtiments modernes, et sont ainsi perdues pour la science.

On a encore exhumé des urnes funéraires, des tuyaux d'aqueducs, des lampes d'argile, rarement des lampes de métal, de l'ivoire, des tronçons d'armes, des agrafes, des pierres précieuses (camées), une quantité infinie de monnaies romaines à l'effigie d'Auguste, de Néron, de Vespasien surtout, et enfin des statuettes, en or et en argent, d'Apollon, de Mars, de Mercure, de Minerve, de Cérès, de Vénus et d'Isis.

D'un autre côté, on n'a jusqu'ici découvert aucun fragment de l'art architectonique: point de statues, point de colonnes. En creusant les fondements du monastère de Kœnigsfelden, on rencontra, dit-on, des pavés en mosaïque.

Il est à regretter qu'on n'ait pas formé une collection des objets antiques, recueillis en si grand nombre, à différentes époques, aux environs de Vindonissa; ils sont maintenant épars dans toutes les contrées de l'Europe. [*]

Après avoir résisté à bien des irruptions dévastatrices,

---

[*] Feuille du Nouvel An de la ville de Brougg. 1821.

après avoir soutenu bien des guerres contre les Huns et les Allemans, Vindonissa fut prise et rasée, en 594, par le roi franc Childebert, dans la guerre des Francs contre les Varnes de l'Aar. Son évêque se réfugia à Constance. Rien ne rappelle aujourd'hui le souvenir de l'antique cité que le nom obscur du village de Windisch, situé sur un côteau baigné par la Reuss; de ce village, près de la cure surtout, on a une vue ravissante.

Kœnigsfelden. — L'empereur Albert, fils et successeur de Rodolphe de Habsbourg, gouverna l'empire pendant dix ans, avec autant de sagesse que de fermeté; mais des actes d'autorité inconsidérés, un népotisme sans frein, lui attirèrent la haine des grands vassaux et préparèrent sa ruine. Joignant la dérision à l'injustice, il refusait obstinément à son neveu et pupille, le duc Jean de Souabe, en âge de majorité, l'investiture de ses terres patrimoniales, tandis qu'à d'autres seigneurs du même âge, à ses propres fils, il accordait celle des fiefs les plus beaux et les plus riches. Profondément blessé dans son amour-propre, Jean brûle de se venger; il intéresse à sa cause quelques nobles d'Argovie mécontents, et forme avec eux un complot que le défaut de plan joint à l'impéritie des conjurés devait nécessairement faire échouer.

Albert, accompagné de sa suite, se rendait un jour de Baden à Rheinfelden, auprès de l'impératrice; arrivé au bac de Windisch, à l'endroit où un pont réunit aujourd'hui les deux rives, il entre sans défiance dans la barque, suivi de Jean, de plusieurs conjurés avec leurs écuyers, et traverse la rivière; le reste du cortège d'Albert attendait sur le rivage le retour de la barque. L'empereur, continuant son chemin, venait d'entrer dans un petit bois qui occupait le lieu même où s'élève le cloître de Kœnigsfelden, lorsque tout-à-coup les conjurés l'entourent, lui adressent encore de courtes réclamations, et le font tomber sous leurs coups.

La nouvelle de ce meurtre se répandit rapidement, et jeta la consternation dans tout le pays. On se demandait avec inquiétude quels pouvaient être les desseins des régicides. Mais ceux-ci ne surent ni profiter de la stupéfaction générale, ni prendre un parti courageux ; irrésolus et comme effrayés de leur attentat, ils ne tardent pas à se disperser. Des traditions douteuses, des aveux faits au tribunal de la confession, nous les montrent errants par le monde, mourant inconnus dans la misère, ou, cachés dans des cloîtres, expiant leur crime dans les rigueurs de la pénitence.

Elisabeth, veuve d'Albert, Léopold et Agnès, reine de Hongrie, ses enfants, exercèrent sur des innocents, sur les parents, les amis et les vassaux des meurtriers une vengeance terrible, implacable ; les moeurs barbares du moyen âge en faisaient, à leurs yeux, un devoir sacré. Ils assiégèrent, brûlèrent, rasèrent tous les châteaux de ces seigneurs, les uns après les autres, assouvissant leur fureur dans le sang de ceux qui les défendaient. A Fahrschwanden, où soixante-trois têtes de nobles venaient de tomber sous le glaive, la pieuse Agnès, qui le croirait ? les pieds enfoncés dans une large mare de sang, s'écria : „Enfin, je me baigne dans la rosée de mai." — Au château de Maschwanden, cette reine allait étrangler, dans son berceau, le dernier rejeton des Eschenbach, lorsqu'un homme de guerre réussit à l'arracher de ses mains. Cet enfant fut élevé sous le nom de Schwarzenbourg. Mille personnes périrent ainsi corps et biens ; quant aux malheureux qui cherchèrent leur salut dans la fuite, on n'en entendit jamais reparler.

Cette vengeance du sang une fois satisfaite, Agnès fonda un monument expiatoire. Pour apaiser le courroux du ciel, pour en obtenir le salut éternel de son père assassiné, elle remplaça la petite chapelle, située sur le champ du meurtre, par une vaste église et un double cloître, destiné à quarante religieuses de l'ordre de Ste Claire, et à un nombre moindre de carmes déchaussés. Cette pieuse fondation ne tarda pas à devenir immensément riche, par les précieux ornements, les reliques saintes et les dotations de toutes sortes qui lui furent prodiguées; les cloîtres, l'église surtout, resplendissaient de toute la magnificence liturgique du moyen-âge.

La reine Agnès y passa la plus grande partie de sa vie dans une exaltation religieuse voisine de l'extase; selon une tradition, elle se croyait la fiancée de Jésus qu'elle appellait sa rose, son roi, son empereur. Elle atteignit l'âge de quatre-vingts ans. Le peuple la révérait comme une sainte, les états confédérés comme un juge incorruptible, qu'ils invoquèrent quelquefois; aussi la voyons-nous figurer dans les annales de l'Helvétie comme arbitre des démêlés des cantons entre eux, ou de ceux des cantons avec les princes leurs voisins.

Le vénérable anachorète Berthold Strebel d'Ofterdingen, ancien frère d'armes de Rodolphe, fut le seul qui ne partageât pas cette vénération. Lorsqu'il se rendait à l'église de Windisch pour y faire ses dévotions, il passait devant le splendide couvent sans jamais en franchir le seuil.

Un jour, qu'arrêtée sous le porche, Agnès blessée de son indifférence lui en demandait le motif: „Noble dame, répondit-il, ce n'est pas servir dignement le Seigneur que de spolier les innocents, de répandre leur sang, puis chercher l'expiation de ces iniquités dans de pareilles fondations; tous ces fastueux édifices rentreront dans le néant,“ et il continua son chemin.

On transporta le corps d'Albert à Spire, où Rodolphe son père reposait déjà; les restes d'Agnès furent déposés dans le caveau de famille de Kœnigsfelden.

Pendant deux siècles, sous la protection successive de l'Autriche et de Berne, Kœnigsfelden fleurit dans une opulence toujours croissante. L'enceinte de ses murs renfermait un bâtiment, habité par de riches laïques des deux sexes, qui payaient la faveur d'y passer leurs jours, en faisant au couvent la donation de leurs biens. Là, ces prébendiers, dégagés des embarras de la vie, attendaient tranquillement la mort, au milieu des jouissances du luxe, de la bonne chère et des plaisirs de la société. Bien que les riches dots des religieuses et des legs sans nombre vinssent sans cesse accroître les trésors du monastère ; bien qu'il fut exempt de toute redevance, de toute charge, ses immenses revenus suffisaient à peine pour subvenir aux dépenses de la vie de luxe et de volupté qu'on y menait, des fêtes princières qui s'y succédaient sans relâche.

Jusqu'à l'époque de la réformation, de jeunes filles des plus nobles familles de Berne y prirent le voile ; mais les nouvelles doctrines religieuses, propagées par les écrits de Luther et de Zwingli, trouvèrent de l'écho dans les cellules de Kœnigsfelden. Marguerite de Wattenwyl et le père gardien des sœurs de Sᵗ Claire, Henri de Sinner, entre autres, les adoptèrent avec chaleur. Après en avoir obtenu l'acquiescement de Berne, plusieurs conventuels rentrèrent dans le monde ; Agnès de Mulinen et Henri de Sinner se marièrent ; puis Chatherine de Bonstetten, trésorière, et Guillaume de Wiesbach vinrent aussi, au grand ébahissement des citoyens, faire bénir leur mariage dans l'église de Berne. Kœnigsfelden, enfin, accueillit avec des transports de joie, le décret de 1528, par lequel le gouvernement bernois proclamait l'adoption du protestantisme dans la république. Alors eut lieu la suppression du couvent ; ses vastes domaines, adjugés aux fonds des églises et des pauvres, furent confiés à l'administration d'un intendant nommé par l'état ; le couvent fut transformé en un hospice pour les pauvres, et les revenus affectés, tant au traitement des pasteurs de Brougg et des instituteurs de la contrée, qu'au soutien des pauvres des communes, et à celui des pauvres étrangers.

A une époque plus récente, on y établit encore un hospice pour les aliénés, et l'on convertit en greniers et l'église et les parties du cloître restées vacantes.

Sous le gouvernement argovien, Kœnigsfelden est devenu un hôpital cantonal pour les aliénés, les idiots, les incurables et les malades pauvres, dont l'état réclame des soins soutenus qu'ils ne trouveraient pas chez eux. L'église et les autres dépendances continuent à servir de magasin ou d'entrepôt. *)

On montre encore à Kœnigsfelden la cellule de la reine Agnès assez bien conservée; la porte en est de fer, et, dans une niche voûtée, on voit le bahut de chêne qui lui servait à serrer ses hardes. Le chœur de l'église mérite une attention particulière; son aspect grandiose, ses admirables vitraux, ses inscriptions, en font un monument gothique des plus intéressants. Le caveau de famille renferma quelque temps les restes d'Elisabeth, d'Agnès, de Léopold d'Habsbourg-Autriche; ils furent ensuite transportés à Saint-Blaise, dans la Forêt-Noire, puis à Vienne.

BROUGG est une petite ville, propre et animée; elle a vu naître Zimmermann, dont le nom sera immortel dans les fastes de la philosophie et de la médecine. Elle occupe la place de l'un des faubourgs de Vindonissa, dont on retrouve encore çà et là des vestiges. Son pont de 70 pieds de long, d'une seule arche, date des temps obscurs de notre histoire. Trois fois cette ville fut livrée aux flammes; en 1007, par le comte Rodolphe d'Altenbourg; en 1242, par Godefroi de Habsbourg-Laufenbourg; en 1444, par Thomas de Falkenstein.

SCHINZNACH. — Ce grand village a donné son nom aux Bains. Son église renferme le tombeau du général d'Erlach qui s'est distingué dans la guerre de Trente ans.

KASTELEN. — C'est un beau château, d'où la vue plonge

---

*) Feuille du Nouvel An de la ville de Brougg. 1849.

dans la fertile vallée de Schinznach. Il appartenait autrefois à la famille d'Erlach, qui le vendit au gouvernement de Berne, en 1732. Depuis cette époque jusqu'en 1798 il servit de résidence aux baillis bernois; il est aujourd'hui la propriété d'un particulier. Le côteau sur lequel il est situé produit un vin recherché.

Schenkenberg. — Quelques ruines marquent seules la place de cet ancien château.

Wildenstein. — Ce château, agréablement situé près de l'Aar, était, au moyen âge, la propriété des familles de Reinach et de Mulinen. Il passa ensuite sous la domination de la ville de Berne, puis sous celle d'Argovie qui le vendit, en 1815, au général Rapp pour la somme de 70,000 L. La famille de Mulinen en est aujourd'hui rentrée en possession.

Wildegg. — Plusieurs bâtiments considérables composent ce château situé au bord de l'Aar, sur une colline d'où l'on a une belle vue. De la maison des Habsbourg de Hallwyl, il passa successivement à d'autres familles nobles, éteintes pour la plupart, et en dernier lieu à celle d'Effinger de Berne et de Brougg, qui le possède depuis bien longtemps. A ses pieds, dans une riante contrée, entourées de belles campagnes, sont les vastes manufactures d'indiennes et les maisons d'habitation de Messieurs Laué et C⁰ˢ; près de là est aussi une source d'eau minérale iodurée, appartenant également à Messieurs Laué.

Lenzbourg. — La petite ville de Lenzbourg compte 1400 habitants; elle est très gaie et possède un grand et fort château, construit sur une roche de grès qui domine la ville, et d'où l'on a une vue délicieuse sur la vallée de l'Aar. Ce château était, au moyen âge, la résidence des comtes de Lenzbourg dont la famille s'éteignit, en 1173, dans la personne du comte Ulrich. Les possessions des comtes de Lenzbourg passèrent d'abord à la maison de Kybourg, puis à celle de Habsbourg et d'Autriche, et enfin

à la république de Berne qui, de 1415 à 1798, fit de Lenzbourg le chef-lieu d'un bailliage et le siège de ses baillis.
Les Romains avaient élevé, sur le rocher du château, un
fort que les Allemans détruisirent au cinquième siècle. Il
y existe aujourd'hui une très bonne maison d'éducation
pour de jeunes garçons, fondée et dirigée par Monsieur
Lippe. L'église de la ville renferme les tombeaux de
quelques bernois tombés sur le champ de bataille de Vill-
mergen, en 1712.

BADEN. — A deux lieues de Schinznach est la ville de
Baden, intéressante sous bien des rapports, et par ses eaux
thermales surtout, digne de l'attention des étrangers ; on
ne quitte guère Schinznach sans l'avoir visitée.[*]

IV. SECTION.

Détails géologiques. (Rapports de gisements des masses du sol.)

Dans les temps antérieurs aux dernières grandes ré-
volutions physiques du globe, les montagnes des environs
de Schinznach, le Gisliffluh, le Kalm, le Bœtzberg, le
Kernenberg et les campagnes de Birr, formaient une vaste
plaine qui, selon toute apparence, embrassait une grande

---

[*] Les monographies suivantes offrent une description et
des détails très exacts sur les Bains de Baden.

Feuilles du Jour de l'an de la Société du jardin noir
de Zurich.

Les Thermes de Baden par le Dr Kottmann. 1re édi-
tion 1826.

Baden en Suisse et ses sources thermales par le Dr
Minnich. 1844.

Heß Badenfahrt. Zürich 1818.

partie de la Suisse septentrionale. Alors, et simultanément peut-être, avec le soulèvement de la zone des Alpes, les agens énergiques que recèle l'intérieur de la terre, venant à déployer leur toute puissance sur les couches de l'écorce terrestre qui, depuis l'époque alluviale, s'était formée pendant des milliers de siècles, ils y produisirent des soulèvemens énormes, brisant avec violence sa croûte superficielle, qui s'ouvrit en une profonde crevasse. Cette crevasse de soulèvement s'étend de l'ouest à l'est, longe le Bœtzberg, passe à Schinznach au-dessous de l'Aar, et près de Habsbourg, puis se dirige en serpentant de Hausen à Baden et va s'effacer près de Regensberg.

Comme la direction dans laquelle l'action de ces agens s'exerçait n'était pas verticale, mais inclinée du sud au nord, la paroi méridionale de la crevasse forma la crête du Jura, tandis que celle du nord fut découpée en chaînons de collines, en mamelons, en plateaux, en vallées longitudinales.

Pendant que ce soulèvement s'opérait, certaines couches de terrain se fracturèrent sur divers points, dans une direction perpendiculaire ou diagonale à la grande crevasse, et formèrent les vallées transversales de l'Aar, de la Reuss et de la Limmat; la stratification des escarpements de roches qui les bordent atteste leur adhésion primitive et leur dislocation.

Sur le revers méridional de la crevasse, les masses minérales s'étendent du côté du sud, et il est arrivé que par un effet de l'inclinaison des couches, celles de formation récente, entraînées par leur propre poids, ont glissé sur les couches inférieures de formation plus ancienne, en sorte que ces couches, primitivement superposées, gisent aujourd'hui les unes à côté des autres; d'où il est résulté que les flancs opposés présentent des roches de nature différente, ce que, d'après la forme de ces roches, on peut déjà reconnaître de loin; car, leurs escarpements offrent des échancrures plus ou moins profondes, des saillies plus ou moins fortes, provenant des divers degrés de résistance que leur compacité a opposée à l'influence atmosphérique, à l'action des eaux, à la décomposition à la désagrégation.

Le château de Habsbourg est situé sur le terrain le plus ancien de la contrée; c'est le Muschelkalk (calcaire coquillier; dépôt d'un calcaire compact, gris), lié par alternances au gypse de Keuper à grains fins; il perce ici le gypse de Keuper, s'étend sur la pente du Habsberg, formant ainsi le bord méridional de la crevasse, passe par les Bains et se perd au fond de la vallée. Dans la gorge d'Ehrenwies et près de Kastelen, le gypse domine accompagné de marne, d'argile et de dolomies; on le suit jusqu'aux gypses du Stafelegg, avec lesquels il est très probable qu'il ne forme qu'une même couche, tandis que le Muschelkalk s'élève en montagne, sous le nom de Kalmberg, et semble accuser son adhésion antérieure avec le Habsberg.

Ce groupe de massifs de trias est de la plus haute importance pour Schinznach, parce qu'il renferme tout ce qui alimente les sources minérales: sel gemme, gypse, argile salsugineuse, dolomies, marne. Les dépôts de sel gemme gisent immédiatement sous le Muschelkalk; ils paraissent avoir pour origine des dégagements plutoniques, et leur introduction à l'état de vapeur, dans les interstices de la masse minérale bouleversée, attendu qu'on l'y retrouve en blocs ou en gangues, et qu'on n'y rencontre jamais de pétrifications. Les couches et les gypses de ce groupe paraissent être aquifères; l'analyse a établi que l'eau qui en découle est riche en chlorure de sodium et en sulfate de chaux.

A côté, et sur les assises de trias, s'étendent celles de formation jurassique dont la marne à Bélemnites et le calcaire gryphite (coquillier) forment une sorte d'anse dans le voisinage de Schinznach; leur mollesse les rend très propres et très avantageuses à l'agriculture.

Plus loin, vers le midi, apparaissent les assises solides, à arêtes saillantes, des oolithes, et, sur les couches de calcaire et de marnes oxfordiennes, les luisants calcaires coralliens, qui bordent la crevasse, couronnant ainsi les sommets de ces monts; au-dessus de Birenlauf ils contiennent des dépôts de minerai de fer pisiforme.

Ces diverses espèces de roches se prolongent dans le même ordre de l'ouest à l'est, çà et là plus ou moins nues, plus ou moins recouvertes de dépôts récents.

Les terrains tertiares, mollasses et agglomérats (Nagelflub), sont-ils d'une formation antérieure ou postérieure au soulèvement de la chaîne du Jura? C'est là une question qui, jusqu'à présent, n'a pas encore été résolue; elle continue à être l'objet des discussions et des recherches de la science.

On les retrouve au fond des vallées comme sur la croupe et les sommets des montagnes, en sorte qu'ils doivent s'y être déposés après le soulèvement de la chaîne du Jura; si l'on n'en rencontre pas dans certains lieux, cela vient de ce qu'ils ont été enlevés. Le Bœtzberg ainsi que la plaine de Birr sont revêtus de ces terrains; la vallée n'en offre nulle part qu'à Umiken où l'on voit des mollasses arénacées et quelques reste de brèche.

Des soulèvements analogues, mais bien supérieurs en puissance et en étendue, formèrent les hautes vallées et les bassins des Alpes; les eaux, amassées en lacs et en vastes dépôts, rompirent leur enceinte de montagnes (si des tremblements de terre ne leur frayèrent pas cette issue), et se précipitèrent dans les régions inférieures. L'un de ces fleuves primitifs, s'élançant du haut des Alpes par la vallée de l'Argovie, vint fondre sur le rempart que lui opposait le Jura, le perça en plusieurs endroits, en d'autres, s'engouffra dans les crevasses transversales qui s'y trouvaient, entraînant les parties disloquées des masses minérales, et déposant, selon les divers degrés d'impétuosité de sa marche, ici des blocs de rochers, là des galets, ailleurs des couches de limon.

Ainsi se formèrent les vallées de l'Aar, de la Limmat et de la Reuss, d'où les terrains de dernière formation ont partout disparu, sauf en de rares endroits, leur faible cohésion n'ayant pu résister à la puissance des eaux, tandis que sur les hauteurs ils sont demeurés intacts.

Des inondations moins générales, restreintes à de certaines localités, paraissent avoir eu lieu depuis, et ont formé les hauts atterrissements qui longent le cours des rivières; le peuple trompé par leur caractère alluvial les regarde comme étant les bords d'anciens lacs.

L'écoulement de ces eaux a livré aux hommes le sol qu'elles envahissaient, aux rivières les lits qu'elles ont creusés.

L'origine, l'existence et les voies souterraines des sources minérales dépendent de ces rapports géologiques; néanmoins il existe diverses hypothèses à ce sujet.

En 1654, G. A. Meyer décrivit déjà l'une des sources de Schinznach; Théodore Zwinger et Sigismond Kœnig en analysèrent les eaux en 1686. Plus tard, Scheuchzer fit mention de l'endroit nommé le pré des Bains (Badematte), sur le versant du Habsberg d'où l'on voyait autrefois, dit-on, sourdre la source thermale. Or, l'eau du puits de Habsbourg renfermant des parties minérales, et la neige disparaissant promptement de certains points de ce versant, on suppose que cette source doit provenir des masses de gypse du Habsberg. D'autres en placent le réservoir dans l'intérieur du Bœtzberg, parce que de ses deux flancs, à Herznach et au village de Schinznach, coulent des sources sulfurées, et qu'en 1658 les eaux thermales jaillissaient de l'autre côté de l'Aar, près du village de Schinznach.

Mais, abstraction faite de l'impossibilité d'expliquer la température élevée de l'eau, en admettant cette dernière origine, cette température, ou du moins son égalité constante, ne pourrait se soutenir pendant le long trajet qu'elle fait à la superficie du sol avant d'arriver à son bassin.

De plus, cette source découlant d'une crevasse d'où les couches du Habsberg inclinent vers le sud, et celles du Bœtzberg vers le nord, elle devrait nécessairement, si elle partait de l'intérieur des montagnes, suivre la direction de leurs couches ; or cette direction l'éloignerait précisément des Bains ; elle rend impossible la filtration des eaux jusqu'au point d'où elles jaillissent de la terre.

Enfin, l'existence simultanée des deux sources sur le Habsberg et au-delà de l'Aar, depuis 1654 jusqu'en 1658, autorise à les considérer comme indépendantes l'une de l'autre ; celle du Habsberg se sera affaissée, perdue ou réunie à la source principale.

Un rapide examen de la structure de ces montagnes nous aidera à résoudre le problème de l'origine de la source de Schinznach.

Les failles des roches, le redressement des couches, les rapports éloignés des gisements, ne permettent pas de douter que Schinznach et Baden ne reposent immédiatement sur la ligne de la crevasse de soulèvement qui, en déjetant les couches des terrains, en rompant leur liaison à une profondeur considérable, a rendu très possible la communication des eaux avec les parties internes de la terre.

De la surface du sol, les veines d'eau descendent à une profondeur de trois à quatre mille pieds ; pendant leur séjour dans ces régions, ces eaux exercent sur les roches qu'elles traversent une espèce de dissolution, s'imprègnent de leurs sels, perdent de leur pesanteur par l'absorption de calorique et reviennent, en suivant la direction des couches, à la surface de la terre.

Douée de plus de capacité par la chaleur et les sels,

l'eau, par une série de réactions chimiques, complète son imprégnation d'acides, de bases, de sels, et reparaît au jour à l'état d'eau minérale.

Cette formation de l'eau minérale porte à mettre en doute, non seulement la permanence inaltérable de sa composition, mais encore à établir la possibilité d'une modification instantanée dans ses éléments; ce qui explique les différences qu'offrent les analyses de ces eaux faites à diverses époques.

La plupart des sels de la source proviennent des substances des roches d'où l'infiltration les a détachés. Les analyses qui ont été faites des salines nous font connaître que leurs éléments, élaborés par la nature, consistent principalement en chlorure de sodium, toujours accompagné en quantité moindre de chlorure de calcium, de carbonate de magnésie, d'alumine, d'acide silicique, de sulfure de calcium, de iodure et de bromure de sodium; les oxalates de soude et de potasse, les sulfures de calcium et les sulfates de chaux se dissolvent d'eux-mêmes dans l'eau, tandis que les combinaisons de carbonates de chaux et de magnésie, l'alumine et l'acide silicique ne sont solubles que dans l'eau à acide carbonique ou à acide silicique.

La décomposition, la permutation et le dégagement des gaz doivent être considérés comme le résultat des combinaisons de carbonates de soude et de magnésie, que l'eau entraîne avec elle de la surface de la terre; elles décomposent les sulfates, l'argile à acide silicique, le carbonate de chaux, et produisent les sulfates de soude et de magnésie (sel de Glauber, sel cathartique amer) et l'acide silicique de chaux; mais l'argile ne se combinant pas avec les carbonates, elle reste isolée et forme des sur-acétates ou demeure dissoute dans l'eau.

Cette origine de l'eau minérale étant loin d'expliquer l'abondance des carbonates, les géologues les font provenir de foyers volcaniques où brûlent des sulfates de chaux et des résidus organiques, lesquels dégagent des vapeurs, soit sulfureuses, soit muriatiques, exerçant leur action sur des combinaisons d'acides siliciques; ou bien ils admettent que le soufre ou des acides carboniques aident à la dissolution des carbonates.

Le gaz hydrogène sulfuré des dépôts neptuniens doit être produit par l'action des eaux à acide carbonique sur le sulfate de calcium.

Quoi qu'il en soit, l'explication de la manière dont les sels, les gaz et les principes organiques, passent dans les eaux, restera probablement toujours à l'état d'hypothèse; car, les laboratoires cachés où s'opèrent la solution, le mélange, la permutation et la décomposition, sont hors de la portée de nos investigations.

Vᵐᵉ SECTION.

La source minérale.

L'eau sulfureuse jaillit près des bâtiments des vieux bains, à cinquante pas environ de l'Aar. Depuis quelque temps, elle est reçue dans un réservoir en bois de hêtre de forme ronde et profond de vingt pieds. A une hauteur de sept pieds, on a pratiqué une fosse de décharge afin que la force d'impulsion de la colonne d'eau ne l'élève pas trop haut, et ne puisse pas lui frayer, dans le sol, des issues par lesquelles elle se perdrait en partie, comme cela est déjà arrivé à plusieurs reprises.

La dernière fois que la source fut cuvelée, après l'avoir mise à sec, on vit l'eau sourdre de plusieurs ouvertures de la masse calcaire, et, chose remarquable, l'odeur, le goût, le degré de température de chaque jet étaient différents. Malheureusement, on ne profita pas de cette occasion si favorable pour prendre des mesures thermométriques exactes, ou faire des recherches physico-chimiques.

Cette source est d'une grande abondance; ses eaux, riches en hydrogène sulfuré, sont, sous ce rapport, supérieures à la plupart des eaux thermales sulfureuses de l'Europe, desquelles il a été fait une analyse exacte; d'après les calculs les plus récents, elle fournit environ 130 pots par minute.

Il n'est pas prouvé que cette quantité soit toujours la même; cependant les inspecteurs des bains prétendent que pendant l'hiver, l'eau s'était élevée, dans le réservoir, de trois pieds au-dessus de son niveau ordinaire. Leur qualité et leur température ne varient jamais.

A Schinznach, comme partout où il y a des sources sulfureuses, l'odeur de l'eau devient plus forte et plus désagréable à l'approche d'un orage ou par un changement de température, sans que pour cela l'eau subisse la moindre altération; cela vient, sans doute, de ce que l'air humide absorbe les gaz, et que nous les respirons alors à un degré d'intensité plus fort qu'à l'ordinaire.

Le couvercle du réservoir et les conduits de l'eau présentent souvent des couches de soufre évaporé à l'état de poussière; quand on le laisse quelque temps, sans y toucher, il se cristallise en cristaux aciculaires. Jeté sur des charbons ardents, il brûle et laisse un léger résidu terreux qui, s'il était analysé avec soin, pourrait faire connaître les éléments du sélénite. En hiver, où la source reste longtemps en repos, il se forme à la surface de l'eau une sorte de crème assez épaisse,*) que l'on remarque aussi dans d'autres bains, mais sous la forme d'une pellicule très mince, lorsque l'eau a été exposée à l'air dans un état parfaitement calme.

---

*) Les baigneurs se servaient autrefois de cette concrétion comme d'un onguent propre à accélérer l'éruption cutanée.

Dans les conduits en bois où l'eau coule constamment, il se dépose une matière visqueuse noirâtre; dans d'autres endroits, on trouve de la poussière de sélénite en légère quantité.

Partout où, pendant l'été, l'eau coule, suinte ou est dévalée, on trouve des cristaux de forme, de couleur, de saveur et de grosseur différentes. Il y en a d'un pouce et demi de long, transparents, sans saveur, ne se dissolvant pas dans l'eau chaude, et provenant apparemment du gypse. D'autres, en plus grande quantité, sont plus petits, plus solubles, d'un goût âcre; ils se composent d'oxalates de chaux et d'une faible proportion de chlorure de magnésie.[*]

Au sortir de la source, l'eau est d'une limpidité parfaite[**], elle dégage aussitôt une quantité de bulles d'air, répand une forte odeur de gaz hydrosulfuré, a une saveur piquante, salée, prenant au nez; exposée à l'air, elle prend une teinte vert de mer, et sa surface se couvre promptement d'une légère pellicule. Evaporée en vase ouvert, elle dépose un faible sédiment de sels terreux. Dans les chaudières où on la fait chauffer, et où elle reste souvent longtemps, il se forme une croûte de sélénite.

La température de l'eau est de 28,4 Réaumur (35,5 Celse; 96 Fahrenheit.)

Des expériences thermométriques, souvent répétées et toujours variées, ont établi que, depuis deux ans, la température de la source s'est élevée de 2°; cela prouve qu'une plus forte quantité d'eau a pris la direction du réservoir. Une autre preuve de la richesse de cette source thermale, c'est le nombre de ses branches secondaires qui débouchent

---

[*] Morell, page 785.

[**] Quoique mêlée de sable, elle conserve sa limpidité, ce qui prouve le mélange parfait de ses éléments. — J. J. Scheuchzer, Histoire naturelle de la Suisse. 2e vol. page 236. Zuric 1752.

dans le lit de l'Aar. Il serait à désirer que Messieurs les propriétaires entreprissent des fouilles et cherchassent à se rendre maître de ces sources en les cuvelant; cela ne nuirait en aucune façon à la source principale et pourrait avoir les résultats les plus avantageux pour l'établissement.

Plusieurs savants suisses ont, à diverses époques, analysé les eaux thermales de Schinznach, et bien que depuis les progrès de la chimie n'aient laissé à leurs travaux qu'un intérêt littéraire, ils s'accordent assez avec les analyses faites de nos jours, et prouvent l'estime que de tout temps on a fait de cette source.

Au commencement du siècle passé, en 1708, M. le docteur Wepfer de Schaffouse; vers le milieu du même siècle, Hirzel et Scheuchzer; vers la fin Schwachheim, Weber et Gagnebin; Morell de Berne, en 1788; Bauhof de Zuric, en 1815, firent de ces eaux l'objet de leurs expériences chimiques; enfin, en 1844, M. le docteur Lœwig, professeur de chimie à l'université de Zuric, en a publié une analyse aussi exacte qu'intéressante.

Nous reproduisons ici, en extrait, les travaux remarquables de Messieurs Morell et Bauhof; en entier, l'analyse de M. le docteur Lœwig.

Analyse chimique de l'eau minérale sulfureuse de Schinznach par M. Morell, 1788.

Une chopine, ou 14 onces d'eau de Schinznach contiennent :

1. Gaz sulfureux de sulfure alcalin mêlé de carbonate, 8 pouces cubes.

    En substance sèche, représentée par l'acide nitreux et le cinabre, correspondant l'un et l'autre à deux grains de soufre, on trouve la proportion déterminée de 8 pouces cubes de gaz acide de sulfure alcalin.

2. Carbonate de fer.
3. Carbonate de chaux.
4. Carbonate de magnésie.
5. Muriate d'alcali natif.
6. Muriate de magnésie.
7. Chaux vitriolée.
8. Magnésie vitriolée.

Analyse chimique de Bauhof. ')

a) Détermination des substances volatiles.

100 onces d'eau furent chauffées dans une cornue, et le gaz qui se dégagea passé à travers l'eau de chaux. La précipité de carbonate de chaux pesait, séché, 12 grains, et correspondait par conséquent à 8 pouces cubes d'acide carbonique. Pour déterminer la proportion d'hydrogène sulfuré, 100 onces d'eau furent mélangées avec de l'acide nitreux fumant, jusqu'à ce que l'odeur du gaz disparût. Le soufre séparé, séché, pesait 5 grains. Or, en mettant 1 grain de soufre pour 8 pouces cubes de gaz hydrogène sulfuré, 100 onces d'eau contiendront 40 pouces cubes de gaz hydrogène sulfuré.

b) Détermination des substances fixes.

30 onces d'eau furent évaporées, à quelques onces près, dans un vase de verre. A sa surface, il se forma une couche terreuse, contre les parois du vase une croûte.

L'évaporation à sec produisit un résidu terreux mêlé

') La comparaison de cette analyse de Bauhof, chimiste distingué de Winterthur, avec les autres, n'est pas sans intérêt; je l'ai tirée de la Feuille de l'An (1815), publiée par la Société du Jardin noir de Zurie, et n'ai fait que l'abréger quelque peu.

de beaucoup de cristaux de sel ; desséché à 463, il pesait 375 grains.

Ce résidu fut réduit en poudre et traité par l'alcohol. La solution alcoholique filtrée d'abord, puis évaporée déposa 40 grains d'un sel déliquescent jaunâtre, et du muriate de talc. La concrétion saline devint noirâtre par la dessication ; elle avait une odeur résineuse balsamique ; dissoute dans un peu d'eau à deux grains près, elle donna une substance noire, tenace, résineuse, fondant à la chaleur comme de la résine, et répandant une odeur d'ambre.

Le résidu resté insoluble dans l'alcohol, fut traité par l'eau distillée, filtré et évaporé jusqu'à siccité.

On obtint une concrétion saline jaunâtre qui, dissoute une seconde fois dans un peu d'eau, donna 7 grains de sulfate de chaux. La liqueur séparée ne réagissait pas sur le fer.

Pour déterminer les sels neutres terreux de la solution, elle fut mélangée avec du carbonate de soude et chauffée. La précipitation obtenue était blanche et pesait, séchée, 16 grains ; c'était un carbonate de talc.

La solution fut ensuite neutralisée par le vinaigre distillé, et mélangée avec de l'acétate de baryte, jusqu'à ce qu'il se formât du sulfate de baryte qui, filtré et séché, pesait 107 grains. Cette quantité correspond à $34^{1}/_{4}$ grains d'acide sulfurique qui, combiné avec le talc obtenu, porte à conclure que la solution contenait 33 grains de sulfate de talc cristallisé et 120 grains de sulfate de soude cristallisée.

Enfin, dans la même solution, on fit dégoutter du nitrate d'argent jusqu'à ce qu'on obtînt une précipitation. Le nitrate d'argent pesait sec 230 grains. Or, si $40^{1}/_{4}$ grains contiennent de l'acide muriatique, on peut admettre environ 99 grains d'acide muriatique de soude.

Les terres non dissoutes par les expériences ci-dessus montaient à 164 grains. 40 grains furent dissous dans l'acide muriatique étendu ; le gaz hydrogène sulfuré qui se dé-

gagea par cette opération atteste la présence de la chaux
sulfurée. La dissolution d'acide muriatique filtrée réagis-
sent sur le fer, il a été précipité avec l'ammoniaque 3
grains d'acide de fer.

Les terres dissoutes furent précipitées avec du carbonate de sodium, dulcifiées et saturées d'acide sulfurique.

On obtint 36 grains de sulfate de chaux et de sulfate
de talc, qui derechef décomposés par le carbonate de sodium donnèrent 18 grains de carbonate de talc.

Le résidu insoluble dans l'acide muriatique pesait encore
124 grains et offrait les mêmes proportions que le sulfate
de chaux. On ne remarqua nulle trace de silice.

Ainsi, une livre d'eau minérale, poids pharmaceutique
de Nuremberg, contient :

a) Substances volatiles.

	pouces cubes.
Gaz hydrogène sulfuré	4,8
Gaz carbonique	0,96

b) Substances fixes.

Sulfate de chaux	5,24
Sulfate de soude	4,80
Muriate de soude	3,96
Muriate de talc	1,52
Sulfate de talc	1,32
Carbonate de talc	0,72
Terre calcaire combinée en partie avec l'hy- drogène carbonique et en partie avec l'hy- drogène sulfuré	0,76
Oxide de fer, probablement combiné avec l'hydrogène carbonique et l'hydrogène sul- furé	0,12
Un solide particulier ou bitume	0,08

Analyse chimique de la source minérale thermale sulfureuse de Schinznach, par M. le docteur Lœwig, professeur de chimie à Zuric. 1844.

L'eau récemment puisée est parfaitement claire, douée d'une forte odeur et saveur d'hydrogène sulfuré ; exposée à l'air pendant quelque temps, elle se trouble et dépose du soufre. Evaporée en vase ouvert, il s'y forme un léger sédiment de sels terreux. *Sa température est de 36° centigrades ; sa pesanteur spécifique a 11° centigrades de 1,0022 à 1,0023.*

I. Détermination des matières volatiles.

Hydrogène sulfuré.

Le soufre se trouve dans cette eau minérale, pour la plus grande partie, à l'état d'hydrogène sulfuré ; une très-faible proportion y est probablement comme sulfure de calcium ; car, si l'on a fait bouillir l'eau dans un ballon, jusqu'à ce que l'odeur sulfureuse ait complètement disparu et qu'il n'y ait plus de réaction sur une dissolution d'acétate de plomb, on en observe de nouveau une, quoique faible, en ajoutant à l'eau qui a été bouillie, quelques gouttes d'un acide libre.

La détermination quantitative du soufre a été faite à la source ; l'eau a été puisée, sous le miroir d'eau, avec l'appareil de Mohr. Pour l'expérience, on s'est servi :

1° D'une dissolution de nitrate d'argent ammoniacale ; le précipité a été lavé d'abord avec de l'ammoniaque très-étendu, puis avec de l'acide nitrique étendu et séché à 120° centigrades.

2° Du sulfate de cuivre et

3° De l'acétate de zinc; le sulfure de zinc formé a été dissous dans de l'acide chlorhydrique étendu, et l'oxide de zinc, précipité de cette solution par le carbonate de soude, calciné et pesé.

Les résultats étaient les suivants :

grammes.

a. 4 litres 100 ct. c. d'eau ont donné 2,51000 sulfure d'argent.
= à 0,32516 de soufre.

b. 4 litres   »   »   2,49000 sulfure d'argent.
= à 0,32257 de soufre.

c. 0 litre 610 ct. c.   »   »   0,39000 sulfure d'argent.
= à 0,05050 de soufre.

d. 4 litres   »   »   0,99500 sulfure de cuivre.
= à 0,33530 de soufre.

e. 0 litre 590 ct. c.   »   »   0,11600 oxide de zinc.
= à 0,04600 de soufre.

1 litre d'eau contient donc, *soufre* pour

grammes.

    a.   0,07930
    b.   0,08064
    c.   0,08280
    d.   0,08390
    e.   0,07800

En moyenne, la quantité de soufre est de 0,08093, ce qui correspond à 0,08595 d'hydrogène sulfuré. 1 litre d'eau contient donc, à la température de 36° centigrades (température de la source), 63,554 ct. c. de gaz hydrogène sulfuré.

Acide carbonique.

L'acide carbonique a été déterminé par une dissolution de chlorure de calcium ammoniacale. Le précipité obtenu a été séché à 120° et pesé. De ce poids a été déduit le poids des sels terreux contenus dans l'eau.

930 ct. c. d'eau ont donné gr. 0,560 de terres calcaires;

dans cette même quantité d'eau sont contenus gr. 0,208 de matières insolubles, restent donc gr. 0,352 carbonate de chaux ; ce qui fait, pour 1 litre d'eau, gr. 0,3780 carbonate de chaux, contenant gr. 0,1654 acide carbonique, = à 83,545 ct. c. gaz acide carbonique à la température de 0° c., ou bien 94,522 ct. c. à la température de 36° c.

Si l'on fait bouillir l'eau et passer le gaz qui se dégage à travers de l'ammoniaque étendu et à travers une dissolution d'acétate de plomb étendue, on aperçoit seulement quelques bulles d'azote.

1 litre d'eau = 1000 mesures contient donc, suivant cela, à 36° c.

> Hydrogène sulfuré . . . 63,554 mesures.
> Acide carbonique . . . 94,522 »

II. *Détermination des matières fixes.*

a. 1 litre d'eau, après avoir ajouté du chlorhydrate d'ammoniaque, a été évaporé à siccité, et le résidu légèrement calciné. On a trouvé parties fixes, gr. 2,490.

b. 1 litre d'eau a été évaporé jusqu'à réduction à la moitié et puis filtré ; la partie filtrée a été mélangée avec un peu de chlorhydrate d'ammoniaque, évaporée à sec et légèrement rougie. Les sels terreux restés sur le filtre ont été séchés à 120° c. On a obtenu :

> 1° Matières solubles dans l'eau   gr. 2,263
> 2° Matières insoluble dans l'eau   » 0,224
> _______
> 2,487

c. 1 litre d'eau traité de la même manière qu'en *b*, a donné :

> 1° Matières solubles dans l'eau   gr. 2,263
> 2° Matières insolubles dans l'eau   » 0,223
> _______
> 2,486

Analyse des parties solubles dans l'eau.

a. Le résidu des sels solubles dans l'eau, n'a donné aucune réaction alcaline, ni fait effervescence avec les acides. Les sels insolubles ont été séparés par le filtre.

b. 1 litre d'eau légèrement acidulé avec un peu d'acide chlorhydrique, a donné sulfate de baryte gr. 2,500, = 0,859 acide sulfurique.

2 litres d'eau ont donné gr. 5,220 de sulfate de baryte, = 1,794 acide sulfurique.

1 litre d'eau a été réduit par évaporation à la moitié; la liqueur séparée du précipité par filtration a donné avec l'eau de baryte: sulfate de baryte gr. 2,490, = 0,855 acide sulfurique.

La moyenne pour l'acide sulfurique est de 0,855.

c. 1 litre d'eau acidulée par l'acide nitrique a produit: chlorure d'argent gr. 2,165, = 0,5341 de chlore.

2 litres d'eau ont donné: chlorure d'argent 4,300, = 1,0608 de chlore.

La moyenne pour le chlore est de 0,5316.

d. 1 litre d'eau a été évaporé à la moitié et filtré, puis mélangé avec une solution de chlorhydrate d'ammoniaque, et, enfin, la chaux précipitée avec de l'oxalate d'ammoniaque. La quantité d'oxide pur de calcium obtenue a été de gr. 0,353, = 0,850 de sulfate de chaux.

e. 1 litre d'eau a été évaporé à la moitié, filtré, mélangé et boulli ensuite avec du carbonate de soude. Le précipité obtenu a été transformé en oxydes purs par une calcination vive.

Le produit a été de gr. 0,476 { oxide de calcium et oxide de magnésium.

En déduisant . . . . 0,353 oxide de calcium,

il reste . . . . 0,123 oxide de magnésium pur.

— 48 —

f. 1 litre d'eau a été évaporé à la moitié, la liqueur filtrée et précipitée avec du chlorure de barium; la liqueur, séparée du sulfate de baryte, a été réduite à siccité avec une certaine quantité de chlorhydrate d'ammoniaque et le résidu traité par l'eau. La solution aqueuse a été évaporée et le résidu modérément calciné.

On a ainsi obtenu gr. 1,005 chlorure de sodium et carbonate de soude.

g. 1 litre d'eau, traité de la même manière, a donné exactement le même résultat.

h. Maintenant les gr. 0,5316 de chlore, trouvés ci-dessus (c) correspondent à 0,889 clorure de sodium.
En déduisant des 1,005

        0,881 chlorure de sodium,

   il reste 0,124 carbonate de soude.

i. 1 litre d'eau a été évaporé à la moitié et filtré. La liqueur filtrée a été précipitée avec du sulfure de barium, et la liqueur séparée du précipité par filtration, a été évaporée à siccité avec du carbonate d'ammoniaque. Le résidu a été traité par l'eau, après quoi la solution a été mélangée avec un peu d'acide sulfurique, puis évaporée à siccité; le résidu a été calciné assez longtemps pour chasser tout l'acide sulfurique libre. On a obtenu:
Sulfate de soude gr. 1,224
En déduisant de cela 1,071 = à 0,881 chlor. de sodium,

il reste pour le sulfate

   de soude 0,153

Le précipité produit par le sulfure de barium a été traité par l'acide sulfurique affaibli. La solution évaporée a donné: sulfate de magnésie gr. 0,352.

k. 1 litre d'eau a été traité de la même manière qu'en *i*, seulement la liqueur filtrée a été précipitée par l'eau de baryte. On a obtenu:

Sulfate de soude . . . . gr. 1,232
Moins pour le chlorure de sodium „ 1,071
Reste sulfate de soude . . . . . „ 0,161

l. La moyenne des déterminations est donc:
Pour le sulfate de soude . . . gr. 0,160
Et pour le sulfate de magnésie . „ 0,357

Maintenant :

gr. 0,850 sulfate de chaux correspondent à 0,497) acide
0,160 sulfate de soude „ „ 0,090) sulfu-
0,357 sulfate de magnésie „ „ 0,236) rique.

Acide sulfurique en total 0,823

La première et la troisième détermination de l'acide sulfurique, pour 1 litre d'eau, ont donné gr. 0,85 ; donc les pertes, dans les recherches séparées, ont été de gr. 0,03.

m. 1 litre d'eau a été évaporé à sec et le résidu soumis à la distillation dans un appareil convenable avec un peu de potasse caustique liquide. Le récipient contenait de l'acide chlorhydrique étendu. En évaporant le produit de la distillation, il restait une trace de chlorhydrate d'ammoniaque.

n. 1 litre d'eau a été évaporé à siccité et le résidu traité par l'alcohol. La dissolution spiritueuse a été réduite, puis mélangée avec du chlorure double de platine et de sodium. On obtenait un dépôt de chlorure double de potassium et de platine, et d'ammonium et de platine. Si l'on calcule la totalité de ce résidu en chlorure de potassium, on aura gr. 0,152, = à 0,011 chlorure de sodium. Si l'on fait déduction de cette somme sur gr. 0,881, il reste encore : gr. 0,870 chlorure de sodium.

7

1 litre d'eau contient donc :

		grammes.
Chlorure de sodium		0,870
Chlorure de potassium }		
Chlorure d'ammonium }	. . .	0,011
Sulfate de soude		0,160
Sulfate de chaux		0,850
Sulfate de magnésie		0,357
Sulfure de calcium . . traces		
	Total	2,248
Trouvé		2,263
»		2,259

Analyse des parties insolubles dans l'eau.

α. 3 litres d'eau ont été évaporés à sec avec du carbonate de soude. Le résidu a été humecté avec de l'acide chlorhydrique et dissous dans l'eau. Il restait gr. 0,051 d'acide silicique.

1 litre d'eau contient donc gr. 0,017 acide silicique ou silice ; un second essai a donné 0,014 acide silicique.

b. De la dissolution chlorhydrique *α*, il a été précipité avec l'ammoniaque gr. 0,025 d'alumine.

1 litre contient donc gr. 0,008 d'alumine.

c. La partie insoluble d'un litre d'eau a été dissoute dans de l'acide chlorhydrique, la solution acide saturée avec de l'ammoniaque, séparée par filtration de l'alumine, et traitée par l'oxalate d'ammoniaque. On a obtenu gr. 0,190 d'oxalate de chaux.

d. La liqueur, séparée par filtration de la chaux, a été évaporée, et le résidu calciné avec de l'acide sulfurique étendu.

Il est resté gr. 0,015 sulfate de magnésie.
Egale à . » 0,011 carbonate de magnésie.

Un second essai a donné:

0,188 carbonate de chaux.
0,010 carbonate de magnésie.

Tous les essais pour découvrir la baryte et la strontiane ont donné un résultat négatif; il paraît seulement exister des traces de fluor.

Les matières insolubles dans 1 litre d'eau sont par conséquent:

	grammes.
Carbonate de chaux	0,189
Carbonate de magnésie	0,011
Alumine	0,008
Silice	0,015
Fluorure de calcium	?
Total	0,223
On avait trouvé	0,223
»	0,224

La matière organique qui se rencontre dans cette eau est identique, sous tous les rapports, avec celle qui se trouve dans les sources thermales de Bade.

Recherche de l'Iode et du Brôme.

Pour la recherche de l'iode et du brôme, on évapora à siccité 40 à 50 litres d'eau environ, et le résidu a été mélangé avec de l'alcohol aqueux. La dissolution alcoholique a été évaporée, et une portion du résidu désséché a été dissoute dans l'eau; cette solution, mêlée avec de l'amidon et de l'acide azotique, a donné immédiatement une forte réaction de iode.

L'autre portion du résidu sec a été mélangée avec un peu de bioxyde de manganèse bien trituré et de l'acide chlorhydrique très-étendu, puis introduite dans un ballon et chauffée jusqu'à ébullition; les vapeurs ont été conduites à travers un tube long et étroit. Dès le commencement de l'opération, il a paru de vapeurs rouges très-visibles, qui se sont condensées en gouttelettes foncées ayant toutes les propriétés du brôme.

Résumé des résultats trouvés.

Un litre d'eau, pesant 1002 grammes, à la température de 11° centigrades, renferme les principes suivants:

Hydrogène sulfuré	63,544 c. cubes.
Acide carbonique	94,522
Azote . . . . . des traces.	

Chlorure de sodium . . . g^m 0,870
Chlorure de potassium {	
Chlorure d'ammonium { . . 0,011
Sulfate de soude 0,160
Sulfate de chaux 0,850
Sulfate de magnésie 0,357
Carbonate de chaux 0,189
Carbonate de magnésie . . . 0,011
Alumine 0,008
Acide cilicique 0,015

grammes : 2,471

(On avait trouvé au total: grammes 2,480.)

De plus : Sulfure de calcium.

Fluorure de calcium?

Iodure de sodium.

Bromure de sodium.

La source thermale sulfureuse de Schinznach se distingue par l'abondance de son eau; elle surpasse, pour la proportion d'hydrogène sulfuré, la plupart des eaux thermales d'Europe, dont on possède une *analyse exacte*. Ainsi, par exemple, la source du Bain de l'Empereur à Aix-la-Chapelle, d'après les expériences de M. MONHEIM, ne contient que 0,017 pouces cubes hydrogène sulfuré dans 1000 grains d'eau.

II.

PARTIE MÉDICALE.

1re SECTION.

Exposé succinct des propriétés médicales de la source sulfureuse de Schinznach.

L'analyse chimique établit que c'est au soufre principalement, et à ses diverses combinaisons avec l'hydrogène, que l'eau minérale de Schinznach est redevable de ses propriétés médicales.

De l'ensemble des substances qui entrent dans la composition d'une source minérale quelconque, de leurs proportions et de leurs combinaisons respectives, résultent les propriétés qui lui sont propres et dans lesquelles on ne saurait toujours distinguer la vertu particulière à chaque substance, attendu que la quantité et la nature de celles-ci, telles que la chimie les constate, ne peuvent donner la mesure complète et sûre de leurs propriétés et de leur action sur l'organisme.

Ce n'est que dans les sources dont une des parties intégrantes vient à prédominer sur toutes les autres, par ses proportions, que les propriétés de cette substance se manifestent conformément à ce que l'on en connait sous le rapport pharmaco-dynamique; aussi n'est-ce qu'à l'égard d'eaux minérales de cette nature que nous pouvons indiquer d'avance, avec certitude, dans quelles conditions il convient d'en faire usage, et, réciproquement, nous rendre compte de leurs divers effets, et rapporter ceux-ci à la substance qui les produit.

Sous le rapport de ses propriétés physico-chimiques, la source de Schinznach appartient aux plus riches theio-thermes, à quelques égards aussi on peut la ranger parmi les hali-thermes faibles. Comme eau légèrement saline, elle exerce sur la peau une propriété stimulante et forte-ment résolutive des matières animales ; elle excite les vais-seaux lymphatiques, et en dissipe les engorgements, ainsi que ceux des organes glanduleux.

Elle stimule modérément les voies digestives, augmente la sécrétion des membranes muqueuses sans rendre la di-gestion laborieuse ou pénible. Comme elle est riche en oxigène, elle excite et active les fonctions de l'appareil digestif.

La faible quantité de iodure et de bromure de sodium qu'elle contient, ne permet pas plus d'apprécier la part de ces substances, dans ses propriétés, que celle de la chaux et de quelques sels terrestres, dans ses effets salutaires sur le rachitis et les maladies des os.

Le gaz hydrogène sulfuré est l'élément prédominant dans la constitution chimique de l'eau de Schinznach. L'analyse démontre que 100 grammes de cette eau con-tiennent 94 centimètres cubes de gaz carbonique ; la même quantité offre 63 centimétres cubes de gaz hydrogène sul-furé. Mais cette proportion n'existe qu'au moment où l'eau s'échappe de la terre ; elle est moindre lorsqu'on en fait usage dans les bains ; en outre comme l'un de ces deux éléments agit sur l'organisme différemment, et avec plus d'énergie que l'autre, il acquiert, au point de vue théorique et pratique, une importance proportionnée à cette différence.

C'est donc au soufre à l'état d'hydrogène sulfuré que la source de Schinznach doit ses principales propriétés médicales. La question de la valeur pharmaco-dynamique du soufre a été discutée sous ses diverses faces, et il paraît certain que ses effets sont plus ou moins toniques selon que la dose en est plus ou moins forte. Une dose légère excite les forces digestives sans produire de perturbation ; son action se porte sur les membranes muqueuses de l'estomac, du canal intestinal et sur les organes contenus dans la cavité abdominale ; il augmente la chaleur, accélère le pouls et stimule les fonctions de la peau.

Les mêmes propriétés doivent être attribuées au gaz hydrogène sulfuré bien plus susceptible d'assimilation, tout particulièrement propre à être appliqué comme médicament, et possédant la faculté de développer son activité dans la sphère de la reproduction.

L'état du soufre dans l'eau de Schinznach est celui sous lequel il se prend et s'assimile le plus facilement, fatigue le moins les organes de la digestion, pénètre le plus profondément dans les compositions animales et agit le plus diversement sur le corps humain.

Quand, après une cure, on s'éloigne des bains de Schinznach, le corps pénétré par l'eau minérale ne se dégage que lentement de ce qu'elle a fait passer dans sa composition ; pendant les huit ou quinze jours qui suivent la cure, les excrétions du poumon, du canal intestinal et surtout de la peau trahissent cette alliance d'éléments étrangers. Aussi peut-on regarder comme hors de doute que l'eau opère après la cure ; ceux qui l'ont faite peuvent s'attendre avec confiance à cet effet tardif.

Comme remède agissant directement sur l'appareil de formation et de reproduction, l'eau de Schinznach, par l'effet de réciprocité d'action, convient au système lymphatique et glanduleux ; elle en dissipe les sécrétions stagnantes en même temps qu'elle provoque leur résorption.

Ces effets, analogues à ceux du mercure et de l'antimoine, ont toutefois lieu sans nuire à l'organisme et sans suites fâcheuses pour l'appareil alimentaire. C'est encore au gaz hydrogène sulfuré que cette eau doit son influence sur les membranes sécrétoires et excrétoires. Elle stimule l'excrétion intestinale et communique à la matière fécale une odeur fétide particulière; elle est rarement purgative.

Elle augmente la perspiration de la peau et excite l'activité de ses vaisseaux capillaires sans y causer trop d'irritation. Selon le degré d'irritabilité de la peau, et au bout d'un temps plus ou moins long, l'exanthème de bain en envahit la surface.

Elle stimule et augmente la sécrétion de la membrane muqueuse des voies de la respiration. Si cependant cette membrane était dans un état d'irritation, l'effet de l'eau ne pourrait être que nuisible, comme il le serait également, en pareil cas, à la membrane muqueuse du canal intestinal.

Elle exerce encore ses propriétés sur la membrane muqueuse des systèmes urinaire et génital, stimulant, fortifiant, calmant l'irritation, quand celle-ci est de nature herpéthique ou arthritique. Non seulement elle augmente la sécrétion des reins, mais elle en modifie la nature d'une manière sensible, surtout dans les affections arthritiques.

Cette propriété stimulante et réparatrice s'exerce également sur l'appareil sécrétoire pathologique; elle ranime les forces vitales et expulse les matières morbifiques ou étrangères, comme cela se voit dans la carie et la nécrose.

La source, dans ses effets sur le système veineux, du bas-ventre surtout, a un rapport particulier avec le soufre. De là vient sa puissante et salutaire efficacité dans les maladies hémorrhoïdales, dans les obstructions du foie et du système mésentérique, ainsi que dans les maladies qui en résultent.

Elle développe et accélère l'activité des fonctions de ces organes et de leurs sécrétions; elle dissipe et combat les stagnations veineuses.

C'est à cette propriété que se rattachent ses effets sur la sécrétion de la matrice.

Cette source offre encore la propriété de stimuler assez fortement les artères ; dans certains cas elle en développe salutairement l'irritabilité et rend du ton aux fonctions artérielles allanguies ; cependant il arrive que, sous ce dernier rapport, l'usage n'en est pas toujours sans inconvénients pour le malade, et qu'il doit être accompagné de la plus grande attention.

Quant au système nerveux, c'est particulièrement dans la sphère d'activité des nerfs splanchniques qu'elle exerce ses propriétés d'une manière énergique, en les fortifiant et les vivifiant. Son action sur les autres régions nerveuses est moins sensible ; elle se manifeste toutefois en ce qu'elle les soulage et les ramène à leur état normal, quand elles souffrent d'une irritation douloureuse de nature rhumatismale, arthrique ou psorique.

Nous ne pouvons nous dispenser de faire ici mention de certaines dyscrasies pour la guérison desquelles l'expérience prouve l'efficacité de la source sulfureuse de Schinznach. A leur tête figure la gale sous toutes ses formes et toutes ses complications ; puis viennent les éruptions cutanées chroniques (impétigines) de toutes sortes, et enfin la goutte, les affections hémorrhoïdales, les scrofules et le rachitis.

La source de Schinznach mérite encore d'être distinguée comme remède direct d'une éminente vertu contre la double infection métallique produite par le plomb et le mercure ; elle jouit à cet égard d'une réputation méritée, que viennent encore corroborer les expériences des temps passés. *)

---

*) Hottinger, Salomon, Thermæ Argoviæ Badenses; description des thermes de Baden, 1702. Appendix.

Je crois ne pouvoir mieux terminer l'exposé des propriétés générales de cette source, qu'en rappelant ici brièvement les considérations que J. R. Muller publiait déjà en 1763 à ce sujet, et ses indications relatives à l'application de cette eau minérale.

Dans les §§ 36, 38, 39 et 40, où il fait preuve d'une connaissance exacte des propriétés de cette source, il dit que, parmi les éminentes propriétés que ses parties intégrantes lui constituent, celles résultant du soufre étaient vantées pour leur efficacité dans les maladies du poumon, dont elles paraissaient adoucir, dissoudre et éliminer les âcretés par l'expectoration, ainsi que dans les hideuses maladies de la peau connues sous le nom de gale.

Il existe diverses opinions sur les causes et l'origine de la gale. Quelques auteurs les attribuent à une lymphe âcre, d'autres à un certain insecte que Linné nomme acarus.

On sait généralement que le soufre est mortel à tous les animaux qui vivent dans l'homme et sur l'homme, par conséquent aussi à l'acarus; c'est pour cela qu'on l'administre dans les maladies vermiculaires.

Aussi devons-nous recommander l'emploi de cette source pour l'extinction et l'expulsion des vers intestinaux ainsi que pour les maladies causés par les vers.

On lui attribue (au soufre) des propriétés diaphorétiques très salutaires dans les cas de gale rentrée, où le virus rejeté sur les parties internes et nobles doit être détaché et ramené à la surface extérieure.

Les propriétés des substances que renferme cette source nous font conclure qu'elle doit avoir une action excitante, tonique, résolutive, astringente, purgative etc. De là vient qu'on l'emploiera avec succès contre les aigreurs, les obstructions, les flatuosités, les vers des voies digestives, les concrétions et empâtements d'humeurs, les dispositions scorbutiques, la stagnation des humeurs dans les intestins, dans les poumons, dans le foie, dans le pancréas, dans la rate, le mésentère, les reins ; contre les squirres non encore trop durs et trop enracinés, contre la jaunisse et la cachexie ; contre la formation des calculs du foie et des reins ; contre l'hypocondrie, l'hystérie, la suspension des hémorrhoïdes ou des menstrues, de même que contre leur suppression, leurs anomalies et les maladies qui en résultent ; contre les rhumatismes, les écoulements, l'arthritite, l'ischiagre, le rachitis, la cardialgie, la colique ; contre les catarrhes, les rhumes, la toux, l'enrouement, les asthmes pituiteux etc. Elle contribue non seulement à la guérison de toutes ces maladies, mais elle est encore efficace comme moyen prophylactique pour entretenir et défendre la santé de leurs atteintes.

Son application à l'extérieur, par douches, lotions, bains et compresses, n'est pas moins salutaire que son emploi à l'intérieur, dans diverses maladies, même dans les plus graves et réputées incurables par les moyens ordinaires, telles que la gale sèche et humide, la psora (gale), l'impétigo (dartre vive), le prurigo (démangeaisons), le tinea capitis (teigne), les tumeurs froides chroniques, les ulcères récents et anciens, la fistule, la carie, le spina-ventosa (carie interne et gonflement des os), les affections à la suite de lésions, les membres privés de leurs forces, la paralysie, la contracture etc.

A la suite de cet aperçu préliminaire, où j'ai indiqué d'une manière générale les propriétés médicales de la source de Schinznach provenant de quelques-unes de ses substances prédominantes, je vais en exposer les propriétés et les effets dus à l'ensemble de ses parties intégrantes.

II° SECTION.

Désignation spéciale des maladies contre lesquelles les eaux de Schinznach sont employées avec succès.

I. Maladies de la peau et dyscrasies impétigineuses.

1. Dartres.

Si l'eau minérale de Schinznach n'est pas toujours un remède spécifique contre les maladies cutanées, nommément contre les dartres, elle ne cesse pas pour cela d'être à l'égard de ces affections un médicament précieux qu'il serait difficile de remplacer; son efficacité contre les dartres récentes et les dartres invétérées, humides et sèches, lui a conservé la réputation dont elle jouit à juste titre depuis si longtemps. Et si, dans certaines maladies dartreuses, des cures réitérées ne produisent qu'un soulagement temporaire au lieu d'une guérison radicale, cette eau n'en est pas moins un remède auxiliaire indispensable dans le traitement des dartres invétérées et opiniâtres. Dans bien des circonstances, elle est plus qu'un remède secondaire; elle est souvent spécifique dans les éruptions vésiculeuses, pustuleuses, eczémateuses, galeuses.

Son efficacité dans les espèces accompagnées d'exsudations séreuses, lui assigne une place distinguée parmi les médicaments de l'appareil herpétique. Les médecins les plus estimés, tant de la Suisse que des pays étrangers, lui reconnaissent cette propriété curative, et les deux tiers des personnes qui prennent les eaux de Schinznach appartiennent à la catégorie de celles qui sont atteintes d'affections impétigineuses herpétiques.

L'action salutaire de cette source dans ce genre de maladies fait que, depuis près de deux siècles, elle jouit d'une célébrité méritée, que constatent et justifient les témoignages consignés dans les écrits de plusieurs écrivains anciens.

On comprend communément sous le nom de dartres des éruptions consistant en groupes isolés de vésicules dont le nombre augmente insensiblement; ces vésicules contiennent, dans le principe, une humeur transparente qui peu à peu devient trouble, s'épaissit et se transforme en squammes ou croûtes. Ces éruptions sont toujours accompagnées d'inflammation, de prurit, de cuissons et de tension. Elles sont assez fréquemment suivies d'exulcérations plus ou moins étendues, souvent aussi elles se dessèchent sans suppurer, laissant sur la peau des écailles ou croûtes jaunâtres. Lorsque celles-ci viennent à se détacher, la peau d'abord rouge ne tarde pas à pâlir et à reprendre sa couleur normale.

Souvent les dartres restent stationnaires, ont peu d'étendue et n'affectent pas douloureusement l'organisme; lorsqu'elles s'étendent, elles déterminent une irritation plus ou moins forte qui exerce une action répercussive toujours funeste à d'autres organes, entre autres à l'appareil muqueux de la bouche, de la glotte, du nez, de l'estomac et du canal intestinal.

Faits médicaux.

Dartre humide.

Un homme de 35 ans, d'une constitution lymphatique, souffrait depuis deux ans d'une éruption herpétique dont il ignorait les causes. Elle avait commencé au printemps et s'était principalement manifestée autour des articulations des membres.

La première année, un régime peu sévère, des tisanes adoucissantes, quelques bains domestiques composés d'une infusion de mauves et de guimauves, amenèrent une amélioration sensible.

L'année suivante, le malade s'étant quelque peu relâché de son régime et ayant gagné du froid à plusieurs reprises, le mal reparut avec plus d'intensité et d'extension. L'éruption, accompagnée de rougeurs, de prurit et de cuissons presque intolérables, s'étendit jusqu'aux oreilles où un très fort suintement se manifesta.

Ce fut dans cet état qu'après avoir infructueusement essayé de divers traitements, il arriva aux bains de Schinznach.

Un régime convenable et l'emploi des eaux tant à l'intérieur qu'à l'extérieur ne tardèrent pas à produire un heureux effet; les croûtes se détachèrent peu à peu, le prurit et les cuissons se calmèrent, les insomnies cessèrent, et la peau reprit enfin sa couleur naturelle.

Les oreilles restèrent le plus longtemps malades, mais après un séjour de cinq semaines aux bains, il s'en éloigna parfaitement guéri. Il jouit depuis dix ans d'une santé inaltérable.

Dartre humide croûteuse.

Monsieur W., ancien militaire, âgé de 50 ans, avait les oreilles atteintes de dartres humides, et gonflées au point d'opérer l'occlusion presque totale des canaux acoustiques externes, ce qui le rendait presque sourd, circonstance qui avait sur lui une influence morale fâcheuse.

Il souffrait déjà depuis plusieurs mois de ce mal quand son médecin lui conseilla les eaux de Schinznach.

Il prit les eaux à doses modérées, et les bains régulièrement deux fois par jour; ces derniers provoquèrent la poussée thermale forte et générale. Dès les premiers jours, l'effet des eaux fut favorable; le gonflement des oreilles diminua insensiblement, les canaux acoustiques se rouvrirent, et le malade put goûter le plaisir de la conversation; bientôt la peau reprit complètement sa souplesse et sa couleur naturelles.

Au bout de cinq semaines, et après avoir deux fois provoqué l'exanthème de bain, Monsieur W. quitta Schinznach heureux et radicalement guéri. Depuis il y est revenu plusieurs fois, par reconnaissance.

Les maladies de ce genre résistent rarement aux eaux de Schinznach ; dans le plus grand nombre de cas les malades sont non seulement soulagés, mais le plus souvent leur guérison est assurée.

Dartre crustacée.

Madame R., âgée de 43 ans, d'une constitution lymphatique, avait depuis cinq mois le dos des mains envahi par des dartres ; toute cette partie était tuméfiée et couverte de croûtes brunes et épaisses qu'un suintement d'un fluide ichoreux remplaçait lorsqu'elles venaient à se détacher.

Pendant un mois, la malade but régulièrement de l'eau de la source, le matin, à jeun, et provoqua l'exanthème en prenant deux bains par jour.

Elle partit guérie ; son mal ne laissa nulle trace et ne reparut jamais. Quinze ans après, elle mourut d'une affection inflammatoire exsudative du poumon.

Dartre squammeuse.

Monsieur de C., ancien militaire, âgé de 54 ans, d'un tempérament bilieux et sanguin, vint à Schinznach pour s'y faire traiter d'une affection herpétique qui avait son siège à l'intérieur des cuisses et au dos. Quand les croûtes se détachaient, une humeur âcre découlait incessamment de la partie qu'elle recouvraient, et produisait de nouvelles tumeurs sur les points environnants. La peau était très rouge ; un prurit intolérable ne laissait presque nul repos au malade et l'affaiblissait considérablement.

Monsieur de C. fit une double cure, et nous eûmes la satisfaction de voir le succès dépasser nos espérances : peu à peu l'affection disparut, la santé revint et avec elle les forces, le sommeil et une digestion régulière.

Monsieur C. quitta Schinznach parfaitement guéri, et nous avons appris que, depuis cette époque (il y a dix ans), il n'avait éprouvé aucune rechute.

Dartre humide crustacée.

Mademoiselle Z. de S., d'un tempérament lymphatique, âgée de 45 ans et encore parfaitement réglée, avait le visage, les oreilles et d'autres parties de la tête envahies par des dartres humides. Ses sourcils et ses cheveux avaient disparu de tous les points où le mal s'étendait; de pénibles cuissons la tourmentaient sans cesse, et sa gaîté naturelle avait fait place à l'abattement de la tristesse.

Il y a un an, au moment où j'écris ceci, qu'elle arriva à Schinznach, rebutée par l'inutilité des remèdes auxquels elle avait eu recours. Elle fit usage des eaux, tant à l'intérieur qu'à l'extérieur, avec un tel succès qu'au bout d'un mois de séjour sa guérison était complète. Elle n'a point eu de rechute.

Dartre furfuracée.

Les formes légères et récentes de cette dartre se guérissent très souvent à Schinznach. Dans les cas plus graves, les malades y trouvent un soulagement temporaire plus ou moins prolongé, mais non une guérison radicale.

Dartre rongeante.

Parfois la source produit quelque soulagement; parfois aussi elle augmente l'irritation sans amener de résultat satisfaisant.

2. *Eczema.*

C'est une éruption de très petites vésicules agglomérées, accompagnées d'une rougeur superficielle de la peau;

les vésicules en s'ouvrant sécrètent une matière séreuse jaunâtre qui se durcit en squammes plus ou moins épaisses. La peau a ordinairement une coloration rouge ou rose, la desquammation se perpétue, et le mal devient chronique.

A la suite de commotions morales douloureuses, Madame R. qui, depuis longtemps, avait dépassé l'âge critique, fut atteinte aux deux jambes d'une irritation érysipélateuse. D'abord, la peau, brûlante de chaleur, devint rouge et se couvrit d'une multitude de vésicules, qui se remplirent peu à peu d'une sérosité blanchâtre. Les vésicules en s'ouvrant rendoient un fluide caustique, qui enflammait la peau, y produisait des cuissons désagréables et la couvrait de squammes croûteuses. Souvent ces éruptions étaient accompagnées de fièvre ; elles se renouvelaient de temps en temps, et finirent insensiblement par s'étendre aux extrémités supérieures et à quelques parties du tronc.

Son médecin, homme fort savant, ayant employé divers traitements sans résultat, se décida enfin à l'envoyer aux eaux thermales de Schinznach.

Elle prit les eaux en y joignant des lotions et des fomentations ; bientôt le mal commença à céder, la suppuration cessa, les squammes tombèrent, et la peau reprit graduellement sa teinte naturelle. La malade recouvra l'usage de ses jambes, qu'elle avait presque perdu, et, au bout d'un mois, elle partit à peu près guérie.

Vers le printemps de l'année suivante, une légère rechute la ramena à Schinznach, et cette seconde cure eut un succès complet.

Il n'est pas rare de voir cette affection envahir les parties sexuelles, les grandes et les petites lèvres, l'intérieur du vagin, le prépuce et même le rectum ; elle y cause un prurit et des cuissons fort incommodes.

L'efficacité incontestable de notre source pour la guérison de ce genre d'affections, est bien digne de fixer l'attention des personnes qui en sont atteintes, et celle des médecins.

3. *La gale et les maladies qu'elle engendre.*

La gale est une éruption cutanée contagieuse, accompagnée de prurit, caractérisée par de petites vésicules, transparentes à leur sommet, contenant un liquide visqueux, et légèrement élevées au-dessus du niveau de la peau. La source de Schinznach offre un remède sûr et prompt contre cette maladie souvent très opiniâtre, et l'une des plus fréquentes de toutes les éruptions cutanées, ainsi que contre les affections qui en dérivent par suite de répercussion.

On n'a jamais à redouter que l'eau de Schinznach produise la répercussion de l'éruption galeuse ; son action graduelle ne s'exerce pas exclusivement sur la peau ; elle s'étend sur la masse entière des humeurs, et est en rapport spécifique direct avec la matière morbifique.

L'infection est-elle récente ? la guérison est prompte ; elle est plus tardive dans les maladies invétérées ou lorsque la dyscrasie galeuse est caractérisée ; difficile, là où elle a pris racine sur un fond scrofuleux.

Quand la maladie existe depuis longtemps, il n'est pas rare de voir le virus de la peau répercuté sur les parties internes, nommément sur les membranes muqueuses des poumons et des organes de la digestion ; il y produit alors une irritation qui, négligée, provoque l'inflammation et la suppuration de ces organes, tout en supprimant la maladie primitive. Dans d'autres cas, il résulte de cette répercussion, des maux de poitrine, des asthmes, des ardeurs d'estomac, des accès de toux, l'expectoration de matières grisâtres conglomérées, tuberculeuses, et enfin la perturbation des fonctions digestives, qui amène le dépérissement et la prostration. Ces affections secondaires dangereuses se rencontrent surtout chez les individus appartenant à la classe nombreuse des pauvres et des artisans voyageurs. Malgré les précautions infinies qu'en pareils cas l'élévation du pouls et les palpitations imposent dans l'application des eaux, elles finissent le plus souvent par triompher du mal.

L'éruption galeuse fait aussi quelquefois place à une éruption pourpreuse incommode et cuisante que l'eau de Schinznach guérit radicalement.

Les abcès aux pieds, provenant d'une répercussion galeuse, ne résistent pas longtemps à la vertu curative de ces eaux ; il est rare qu'elles ne les guérissent pas.

L'emploi des bains, l'eau prise à l'intérieur, et l'application réitérée de ventouses le long de la colonne vertébrale, ont aussi amené la guérison d'une irritation de l'épine dorsale causée par la rentrée de la gale.

4. *Affection urticaire chronique.*

Monsieur A., artiste, âgé de 53 ans, d'un tempérament lymphatique et bilieux, homme sobre, et forcé par son état à une vie toute sédentaire, souffrait depuis six à sept mois d'une urticaire chronique dont il ignorait complétement la cause, et qui se manifestait tous les matins par un prurit excessif. La périodicité du mal était si régulière, qu'en dehors de certaines heures on n'en apercevait nulle trace ; du reste, la santé de Monsieur A. n'était point dérangée, et son estomac fonctionnait parfaitement.

La cure à laquelle il se soumit développa d'abord la maladie, mais l'exanthème de bain une fois obtenu, elle disparut complétement, et pour toujours, emportant avec elle une toux chronique, dérivant sans doute de la même source d'âcretés établies sur la muqueuse de la trachée artère.

Nous serions en mesure de citer une foule d'exemples de guérisons analogues ; l'enfance nous en offre particulièrement un grand nombre, et tous attestent les précieuses propriétés de notre source.

5. *Erysipèle habituel.*

Nous comprenons sous cette dénomination l'érysipèle que certaines causes légères, telles qu'un refroidissement de la peau, ou un régime mal observé, ramènent ordinairement au visage. Ses causes immédiates et primitives pourraient bien être les mêmes que celles des affections rhumatismales, goutteuses et bilieuses ; puis une faiblesse et une grande irritabilité locale de l'appareil cutané. Il n'est pas rare de le voir se compliquer d'anomalies des flux menstruel ou hémorrhoïdal avec lesquels coïncide souvent son apparition.

La source minérale sulfureuse de Schinznach a été très souvent employée avec un succès complet contre ce mal incommode, notamment lorsqu'il ne provient pas d'un défaut de conformation du poumon ou des viscères du bas-ventre.

6. *Ephélides ; Ichtyose ; Psora ; Teigne.*

L'eau de Schinznach est presque toujours un remède sûr contre les éphélides, affection cutanée très commune, résultant ordinairement d'une sécrétion bilieuse anormale. On l'emploie aussi dans les cas de dartres écailleuses et de psoriasis, dont elle diminue toujours l'intensité. Plusieurs fois on a vu la dernière de ces affections disparaître pour quelque temps, puis revenir. Dans divers cas, j'ai remarqué que le mal perdait de sa malignité.

Son efficacité salutaire se manifeste encore dans le traitement des teignes ; rarement, à la vérité, elle les expulse entièrement, sauf lorsqu'elles ne sont pas de nature maligne comme, par exemple, la tinea favosa, qu'elle a plusieurs fois éliminée. Dans la teigne humide ou muqueuse les résultats en sont presque nuls.

II. *Dyscrasie veineuse.*

Cette maladie ne consiste pas seulement dans la proportion quantitative du sang veineux beaucoup plus forte que celle du sang artériel, mais encore en ce que les caractères distinctifs du sang veineux prédominent dans la masse générale du sang. Le sang veineux ne se transformant qu'imparfaitement en sang artériel, celui-ci en prend plus ou moins la nature, attendu qu'il ne dégage pas la quantité de carbone et d'hydrogène nécessaire pour que la conversion du chyle en sang artériel s'opère dans les proportions normales.

Le principe en est assez fréquemment dans les organes du foie sécréteurs de la bile, et conséquemment dans la sécrétion contrariée et imparfaite de ce liquide, d'où il résulte que tous les éléments qui devraient se sécréter par cette voie ne le sont pas et restent dans la masse du sang.

Ralleutissement de la circulation du sang veineux, réplétion sanguine partielle, particulièrement dans le foie et dans le système veineux mésentérique, telles sont les suites les plus ordinaires de cette disposition. De là l'apparition d'hémorrhoïdes, de congestions à la tête, de varices, d'engorgements sanguins.

Cette dyscrasie est, en outre, toujours accompagnée de perturbations des nerfs du bas-ventre, d'affections hystériques, hypocondriaques, mélancoliques et de névroses gastriques.

La goutte se complique parfois de pléthore veineuse abdominale, entre autres chez les personnes à tempérament lymphatique; cette maladie présente une remarquable analogie d'alternation avec les éruptions herpétiques, car souvent ses formes se font place l'une à l'autre; la goutte disparait et la forme dartreuse lui succède.

En comparant cette esquisse pathologique aux propriétés générales de la source, on trouvera que celle-ci, dans les cas de dyscrasie veineuse et de ses affections secondaires, doit offrir un remède d'une grande énergie. En effet, sa puissante efficacité s'exerce d'une manière si prononcée dans la dyscrasie impétigineuse, que sans même nous appuyer sur des expériences particulières, nous croyons pouvoir lui attribuer la même vertu à l'égard des dyscrasies de nature semblable. Diverses observations en confirment les effets salutaires; on les obtient le plus sûrement en buvant de l'eau de la source, en prenant des bains, des lavements, des douches appliquées au bas-ventre, et en joignant à cela comme remèdes auxiliaires quelques doses de sels neutres apéritifs et de temps en temps l'application de sangsues ad anum.

III. Dyscrasie scrofuleuse.

Les maladies scrofuleuses, répandues dans tous les pays, réclament d'autant plus l'usage de notre source qu'elles ne sont pas de nature éréthique mais torpide, et qu'elles sont hors de la période d'inflammation aiguë. De tout temps, l'eau de Schinznach a été regardée comme l'un des plus puissants médicaments contre les scrofules soit héréditaires, soit autres, ainsi que contre le rachitisme et ses différentes formes, particulièrement lorsqu'elles se rencontrent chez des individus boursouflés, fongueux et flegmatiques. Son effet est encore plus marqué lorsqu'en prenant des bains on en boit régulièrement. Elle stimule peu à peu l'activité et les forces de l'estomac; la bouffissure diminue sensiblement; la suppuration marche; les abcès perdent leur apparence fongueuse; les contours de l'induration des glandes se rétrécissent, en un mot, les malades renaissent à la santé et à l'espérance.

Elle s'emploie avec tant de succès dans le traitement de certaines formes scrofuleuses que nous croyons devoir en signaler les principales.

1. *Ophthalmie scrofuleuse.*

Cette manifestation de la dyscrasie scrofuleuse, qu'elle soit torpide ou éréthique, résiste rarement à la vertu curative de l'eau de Schinznach, quand elle est sortie de sa phase d'inflammation aiguë, et qu'il s'agit d'en extirper les restes et les affections secondaires, telles que l'appréhension de la lumière, l'obscurcissement partiel et faible de la cornée, la pyose et l'épaississement des paupières.

Parmi le grand nombre de faits dont nous pourrions étayer ce que nous avançons, nous nous bornerons à citer les suivants.

Mademoiselle P., jeune fille de 17 ans, imparfaitement réglée, scrofuleuse à un très fort degré, souffrait depuis plusieurs mois d'une ophthalmie dont la cause était évidente. Elle avait longtemps, et sans succès, suivi un traitement consistant en remèdes anti-scrofuleux et révulsifs; on avait, en outre, successivement employé pour ses yeux le nitrate d'argent et le sulfate de zinc avec et sans opium.

Elle employa l'eau de notre source à l'intérieur, et en prit régulièrement deux bains chauds par jour. Au bout de dix jours, l'amélioration était déjà sensible; puis la rougeur des yeux diminua, le gonflement des paupières, du nez, des lèvres, s'affaissa graduellement et après un séjour de six semaines aux Bains elle les quitta guérie. Cette cure amena aussi la régularisation du flux menstruel. Mademoiselle P. est maintenant une jeune fille d'une santé florissante et robuste.

Une jeune fille de 6 ans, S. de G., était atteinte d'une ophthalmie scrophuleuse dont l'irritation aiguë et prolongée avait ramolli et troublé la cornée; l'inflammation n'avait pas encore entièrement disparu; la rougeur des yeux persistait aussi ; ils étaient entourés d'efflorescences suppurantes et de croûtes.

Un séjour de quatre semaines à Schinznach, pendant lequel elle employa les eaux tant à l'intérieur qu'à l'extérieur, la délivra de son mal. La rougeur et l'irritabilité des yeux disparurent complétement, et, à son départ, il ne lui restait de son ophthalmie que quelques taches légères.

Le frère de cette enfant, âgé de dix ans, atteint du même mal, avec des taches obscures à la cornée, fut guéri comme elle.

L'usage des eaux ne guérit pas seulement ces enfants de leur mal d'yeux, elle leur rendit la santé générale et régularisa leur développement physique.

Un jeune savant, Monsieur N., avait depuis plusieurs années les yeux rouges, les vaisseaux de la membrane de l'œil dilatés et les glandes lacrymales engorgées ; de temps en temps la peau des paupières se couvrait de légères croûtes furfuracées. Il offrait, de même que plusieurs membres de sa famille, des dispositions scrofuleuses bien prononcées. Schinznach lui fut conseillé. L'action du gaz que dégage l'eau minérale augmenta d'abord l'éréthisme des yeux, mais dès la seconde semaine l'amélioration du mal commença, et au bout d'un mois la guérison fut si complète qu'il put se livrer de nouveau à ses travaux scientifiques.

Quelques années plus tard le mal reparut ; Monsieur N. revint à Schinznach, et son espoir d'y trouver du soulagement ne fut nullement déçu. Il se vit rétabli au bout de quelques semaines, et depuis plusieurs années sa santé n'a point été altérée.

A. E., jeune fille de trois ans, très scrofuleuse, souffrait d'une inflammation d'yeux, accompagnée d'une faible rougeur ; la lumière lui était intolérable au point que, dans une chambre obscure, et les yeux bandés, elle était encore obligée de rester conchée la figure contre ses coussins.

Tous les anti-scrofuleux, les infusions de feuilles de noyer, l'ol. jecoris, les évacuatifs mercuriels, les frictions mercurielles à la région des yeux, l'opium, la belladona, les révulsions par le moyen du baume d'Authenried etc., tous ces divers traitements étaient demeurés sans résultat. Notre source lui rendit la santé.

2. *Carie scrofuleuse et Nécrose.*

L'eau minérale de Schinznach est contre ce genre de maladie un remède de la plus grande efficacité et dont la réputation s'étend toujours davantage. Pourvu qu'il n'y ait pas d'inflammation latente du système vasculaire, et que le malade ne soit pas trop débilité par la suppuration virulente, elle lénifie les sécrétions âcres et purulentes, diminue l'affluence vers les parties malades, fait disparaître les contours endurcis, dissipe les tuméfactions des parties molles des parties solides, active les fonctions organiques, calme les douleurs ; une granulation nouvelle s'opère dans les parties osseuses rongées par la maladie, et il n'est pas rare de voir des fragments ou des esquilles gangrénées s'en détacher d'elles-mêmes, ou se modifier de manière à être facilement enlevées. La cicatrisation parfaite a lieu aussitôt après l'expulsion totale des parties mortes et la révolution de la maladie. Elle est d'autant plus durable qu'elle est déterminée par une plus grande activité des fonctions organiques.

Les gouvernements suisses, particulièrement ceux de Berne et d'Argovie, envoient chaque année à Schinznach, à grands frais, un nombre considérable de personnes indigentes affligées de cette maladie ; la plupart sont soulagées, beaucoup guérissent. Dans les cas très graves, on réitère la cure d'année en année jusqu'à trois et quatre fois, pour arriver à une guérison radicale.

Quand le mal a de trop profondes racines, quand il est accompagné de tubercules au poumon et que ses ravages ont épuisé les forces de l'individu, on ne doit pas faire usage de notre source.

3. *Scrofules abdominales; scrofules mésentériques.*

L'eau minérale de Schinznach est toujours employée avec succès contre cette affection à laquelle l'enfance est plus particulièrement sujette que tout autre âge ; elle régularise la digestion et l'assimilation en déterminant une innervation plus énergique des organes de ces fonctions ; elle diminue partiellement ou complétement les engorgements et les indurations des parties glanduleuses et ramène les forces corporelles à mesure qu'elle fait disparaître la volumineuse disproportion de l'abdomen.

4. *Rachitis.*

Cette affection, qui tient de si près aux scrofules, se manifeste chez les enfants dès l'âge le plus tendre, entre autres à l'époque de la dentition ; elle se caractérise surtout par les proportions anomales des éléments qui entrent dans la composition des parties osseuses (défaut de phosphorure de chaux), ce qui provient d'un dérangement général dans la marche de la nutrition, ainsi que par la forme particulière que prennent les os. L'eau de Schinznach doit sans doute au carbonate et au sulfate de chaux qu'elle contient, d'être un remède d'une grande efficacité contre cette maladie.

Elle est connue depuis longtemps pour être un remède actif et fortifiant dans le traitement d'enfants rachitiques retardés dans leur développement physique, moyennant qu'on l'emploie avec précaution et constance.

IV. Ulcères et abcès chroniques.

Tous les ulcères de nature atonique sont traités avec succès à Schinznach, quand leur développement n'a pas encore fait trop de progrès. Il faut en excepter les abcès cancéreux (carcinomateux) quelles que soient les parties du corps qu'ils affectent.

Les propriétés absorbantes, résolutives, détersives et fortifiantes de l'eau minérale jouent, dans ce cas, le rôle principal. Que ces abcès, en tant qu'affections locales, soient les suites de plaies mal guéries ou négligées; qu'ils résultent de la laxité ou de l'affluence devenue habituelle des humeurs; qu'ils aient pour cause des éléments morbifiques internes, tels que l'âcreté des fluides de la peau, la matière goutteuse, les scrofules etc., ils subissent toujours la salutaire influence de l'eau de Schinznach et finissent par s'améliorer. Il en est de même des fluxions sanieuses, desulcéresque la rupture des ganglions veineux fait naître au bas de la cuisse, surtout quand l'emploi de l'eau à l'intérieur et à l'extérieur est suivi avec constance, ce que l'on ne fait pas toujours.

V. Hépatalgies chroniques.

Les maladies chroniques du foie sont fréquentes et naissent principalement de congestions des veines hépatiques. Elles sont souvent accompagnées d'inflammations chroniques; or, dans ce cas, et lorsqu'elles sont la suite d'un épanchement causé par le dérangement de la circulation du sang dans les organes pectoraux, l'application de l'eau de Schinznach ne doit pas avoir lieu. Il en est autrement qu'and il n'y a pas encore de perturbation prononcée dans la contexture des veines; quand le mal provient simplement d'un élargissement de ces organes, ou quand la congestion a été déterminée par le dérangement de l'état dynamique ; l'expérience fournit de nombreux exemples, qu'alors les propriétés stimulantes et dissolvantes de la source produisent les plus heureux effets, et qu'elle peut être appliquée avec confiance.

Néanmoins il est encore des cas qui interdisent son emploi ; c'est d'abord lorsque le malade est déjà dans un état cachétique ou offre des symptômes d'hydropysie, puis lorsqu'il y a présence de tubercules au foie et de décomposition carcinomateuse et cancéreuse.

VI. Dyscrasie muqueuse.

La cause la plus ordinaire de ce mal est une nutrition imparfaite résultant de l'atonie de l'estomac et du canal intestinal. La saignée amène un sang dont la composition offre une surabondance de glaire, mais peu de cruor et de substance filandreuse. Les membranes muqueuses disparaissent sous une sécrétion excessive de glaire. Les personnes affectées de cette maladie ont le visage boursoufflé, le teint blafard ; elles sont sujettes aux vertiges, éprouvent une faiblesse générale et leurs fonctions se font lentement et sans énergie.

Les catarrhes chroniques avec expectoration pituiteuse sont une des formes ordinaires de ce mal ; il se porte toutefois souvent sur les muqueuses du canal intestinal et alors ses diagnostiques sont l'empâtement de la bouche, la présence sur la langue d'une mucosité blanchâtre, l'absence de la soif, l'irrégularité de l'appétit, la propension à la constipation alternant avec la diarrhée et les évacuations de glaires. Le bas-ventre est volumineux, bouffi, et cède comme de la pâte à l'attouchement ; un dépôt glaireux se forme dans l'urine. Les hémorrhoïdes muqueuses et la leucorrhée sont les compagnes ordinaires de cette dyscrasie.

Elle engendre aussi la maladie vermiculaire (diathesis verminosa), particulièrement chez les enfants, dont elle relâche le canal intestinal, et lui fait perdre son ressort; les individus débiles, cachétiques mal nourris en éprouvent les mêmes effets.

Dans toutes ces diverses affections, l'eau de Schinznach peut être recommandée sans réserve. Elle améliore toujours la leucorrhée d'une manière durable et souvent en amène la guérison, quand il n'y a pas inflammation latente des organes sexuels ou perturbation organique.

Voici des faits.

Elise H., âgée de dix-huit ans, de complexion délicate et lymphatique, souffrait depuis plusieurs mois d'un dérangement menstruel et d'un flux abondant de leucorrhée. Un changement des plus heureux ne tarda pas à être produit par l'emploi de notre eau à l'intérieur, combiné avec celui de bains tièdes journaliers, d'une demi-heure, et de douches à gouttes d'un quart d'heure, lesquelles régularisèrent les fonctions de la peau. Les forces et la gaîté lui revinrent; les pertes muqueuses diminuèrent à mesure; le flux menstruel se régla, et les joues et les lèvres reprirent leur couleur vermeille, signe assuré du rétablissement de la santé.

Madame T., frêle, blonde, âgée de 32 ans, mère de trois enfants, accouchée depuis six mois, souffrait d'une faiblesse générale, d'une leucorrhée abondante et digérait mal. La leucorrhée l'incommodait surtout; l'écoulement, accompagné de douleurs, souvent mêlé de sang, était d'un vert tirant sur le jaune. Cédant aux conseils de son médecin qui avait tout essayé pour la guérir, elle se rendit à Schinznach bien qu'elle n'espérât pas d'y trouver du soulagement à sa maladie.

Elle but les eaux, prit deux bains tièdes par jour et fit en outre des injections d'eau minérale au vagin. En peu de temps les fonctions de l'appareil alimentaire furent réglées et fortifiées ; les sécrétions et les excrétions revinrent à leur état normal ; l'écoulement diminua ; le liquide muqueux prit une teinte et une consistance meilleures ; le mélange de sang disparut et les forces revinrent. Au bout de 33 jours, Madame T. quitta les bains débarrassée de ses maux, et nous avons appris, depuis, que son rétablissement n'avait pas été éphémère.

VII. Les pâles couleurs. Chlorose.

Cette affection à laquelle sont sujettes les jeunes personnes qui approchent de l'âge de puberté, n'est autre chose qu'une sanguification anormale, qui amène la décoloration de la peau, le dérangement de la circulation du sang et une faiblesse singulière du système musculaire. Le sang offre des proportions de serum excédant celles des globules sanguins, ainsi qu'une surabondance proportionelle des substances aqueuses et glaireuses à côté du défaut de molécules de sang et de substance filandreuse laquelle se rapproche de la glaire ; de là sa privation presque complète de vertu potentielle.

L'eau de Schinznach est presque toujours employée avec succès contre ces affections quand elles sont primaires, ou qu'elles dérivent de fortes pertes de sang, en tant qu'il n'y a pas coexistence d'altération des organes du coeur et du foie.

Citons quelques exemples.

Elise H., âgée de 16 ans, délicate et frêle jeune fille, frappée à la fois de dysménorrhée et de chlorose bien caractérisée, se soumit à la cure de Schinznach. L'emploi de l'eau à l'intérieur, les bains d'une demi-heure, les douches à gouttes surtout eurent bientôt régularisé les fonctions et procuré du soulagement à la malade. Le sang reprit son cours naturel ; les palpitations se ralentirent et, peu de temps après la cure, le teint blafard de la jeune personne fut remplacé par les couleurs vermeilles de la santé.

L. S., âgée de 17 ans, svelte, élancée et très scrofuleuse (plusieurs personnes de sa famille étaient mortes de tubercules au poumon), fut amenée à Schinznach, dans un état des plus graves. La rétention des règles et la chlorose la faisaient dépérir d'une manière alarmante et minaient lentement ses forces musculaires. Les affections qui la dévoraient avaient été plusieurs fois suspendues par les traitements ordinaires, mais les rechutes avaient toujours été promptes. Etant venue à Schinznach pour y tenir compagnie à une parente, on l'engagea à essayer de la cure de ces bains. Elle se laissa persuader et fit usage de l'eau à l'intérieur et à l'extérieur ; mais comme une violente affluence de sang vers la poitrine ne lui permettait pas de prendre un bain entier, elle n'en prit qu'un demi, tiède, chaque jour. Dès la seconde semaine nous eûmes le plaisir de remarquer en elle une notable amélioration, et au bout d'un mois de séjour, à peu près, elle quitta Schinznach remarquablement soulagée. Plus tard, nous avons appris que depuis son départ le flux menstruel s'était réglé, que les spasmes qui l'accompagnaient précédemment avaient cessé, et que l'état de sa santé était des plus satisfaisants.

VIII. Asthénie générale et locale.

Nos eaux agissent comme remède réparateur et fortifiant, tant dans les asthénies résultant de maladies aiguës ou chroniques que dans celles qui ont une autre cause, et dans les cas de faiblesse musculaire naturelle. Aussi cette propriété bien reconnue attire-t-elle toujours autour notre source, pendant la saison des bains, un certain nombre d'enfants malingres, rachitiques, noués, à l'état desquels elle remédie souvent d'une manière étonnante.

On l'emploie également contre les affections analogues des articulations, ou la raideur des muscles, à la suite de traitements traumatiques; les douches, dans ce cas, doivent être recommandées.

IX. Affections dyspeptiques.

1. Faiblesses d'estomac accompagnées d'une légère irritabilité.

La digestion s'opère très imparfaitement; elle est pénible, lente, incomplète. De là, le manque d'appétit, et, après les repas, une sensation de plénitude au creux de l'estomac, des rapports, des flatuosités. Nos eaux, prises à doses modérées, rendent de grands services, quand ces affections ont pour causes des excès dans le manger ou dans le boire, l'abus des vomitifs, des purgatifs et des remèdes mercuriels etc.; une disposition asthénique (faiblesse torpide) de l'appareil alimentaire, ou une faiblesse produite par la répercussion d'âcretés goutteuses, herpétiques, psoriques, sur le membrane de l'estomac. On peut encore les employer en toute confiance dans les cas de répulsion à l'intérieur d'éruptions cutanées chroniques telles que les dartres, la gale, et dans ceux de suppression de la transpiration des pieds, pourvu toutefois qu'il n'y ait pas inflammation des muqueuses, perturbation organique, ou abcès et indurations.

Pour que, dans les cas signalés, la cure produise de bons effets, il faut s'astreindre à une grande sobriété.

2. Acescence des premières voies.

Cette affection accompagne ordinairement et précède parfois la goutte, les hémorrhoïdes et l'hystérie. Elle est produite par une altération particulière de la sécrétion des sucs gastriques et de la bile, lesquels tendent à l'état de crudité.

Dans les cas, où les remèdes absorbants ordinaires sont impuissants, l'eau de Schinznach est souvent employée avec succès.

3. *Engorgements des premières voies.*

Ainsi que nous l'avons déjà fait observer, ces engorgements sont déterminés par la présence de la diathèse muqueuse; les femmes et les enfants y sont plus particulièrement sujets. Comme ils sont toujours de nature torpide, l'action stimulante, dissolvante et fortifiante de notre source produit toujours de bons effets; car elle a la propriété de remédier graduellement aux dispositions vicieuses des systèmes lymphatique et glanduleux; de rendre du ton aux membranes allanguies des organes de la digestion, et de régulariser les sécrétions anormales des sucs gastriques et de la bile, sous le double rapport de la quantité et de la qualité. Dans cette affection, comme dans les précédentes, l'irritation des membranes muqueuses impose bien des précautions dans l'emploi des eaux.

Il est parfois nécessaire de se préparer à la cure en prenant une légère dose d'ipécacuanha.

4. *Ardeurs d'estomac.*

L'eau de Schinznach produit des effets salutaires quand cette affection est une anomalie de la goutte ou la suite d'une répercussion impétigineuse.

5. *Vomissements et migraines.*

Les vomissements habituels sont dus à l'atonie de l'estomac; on les éprouve ordinairement le matin et aussi à l'époque de la menstruation; dans ce dernier cas, ils sont souvent accompagnés de migraines; ce mal est très grave;

il résiste à l'art du médecin et n'en obtient tout au plus qu'un soulagement faible et éphémère. Quand cette disposition de l'estomac a pour cause des humeurs goutteuses, rhumatismales, dartreuses, galeuses, notre source offre un remède éprouvé.

6. Crampes d'estomac. Cardialgie.

Ces affections amènent beaucoup de personnes à Schinznach, et il y en a bien peu auxquelles ses eaux ne rendent de bons services quand leurs spasmes ont pour causes, soit l'atonie, la faiblesse ou la laxité; soit l'irritation vermiculaire ou l'acescence; soit les hémorrhoïdes; soit enfin la suppression de la transpiration des pieds.

Toutefois, comme dans les affections signalées plus haut, ce n'est qu'en l'absence d'inflammation éréthique latente, ou d'altération organique, que l'usage de nos eaux peut avoir lieu.

7. Constipation habituelle.

Les personnes sédentaires, d'un âge mûr, et celles affectées de pléthore veineuse abdominale sont assez communément sujettes à cette incommodité qui, souvent aussi, accompagne les névroses abdominales. L'état atonique du canal intestinal, et la langueur du mouvement péristaltique qui en résulte, provoquant le desséchement des matières fécales contenues dans les gros intestins et diminuant la sécrétion des muqueuses intestinales, voilà ce qui parfois la détermine; elle peut venir encore d'une trop grande absorption des vaisseaux.

Quand la constipation habituelle n'a pas d'autres causes, on peut avec succès faire usage de l'eau de Schinznach; dans ce cas les lavements sont surtout très utiles.

X. Rhumatismes chroniques et perturbation des fonctions de la peau.

Que l'affection rhumatismale se manifeste sans fièvre ou qu'elle soit la suite d'une maladie aiguë ; qu'elle ait son siège dans les tissus musculaires, ligamenteux, tendineux ou dans les membranes fibreuses-séreuses, elle résiste rarement à la grande efficacité de notre source thermale, efficacité d'ailleurs suffisamment garantie par sa composition chimique. Elle est presque spécifique contre les rhumatismes des articulations, surtout contre ceux des hanches ou des cuisses ; en ce qu'elle rétablit les sécrétions, notamment celles de la peau et des reins, sans causer d'irritation dans le système vasculaire, et sans ébranler les forces du malade.

Toutes les maladies résultant de la suppression des fonctions de la peau (répercussion des éruptions cutanées, de la tranpiration des pieds, des abcès habituels trop promptement cicatrisés), surtout celles connues sous le nom de refroidissements, où il s'agit de ramener une fonction maladive supprimée, les affections laissées par les fièvres exanthématiques, et la faiblesse excessive de l'appareil cutané, trouveront dans la source de Schinznach un remède avéré par l'expérience.

Les sécrétions critiques de la vessie sont souvent très remarquables, et fort significatives, par les dépôts d'un rouge brunâtre ou rosé, qui se forme principalement dans l'urine sécrétée pendant la nuit.

Un remarque importante à faire est celle que l'eau de Schinznach élimine l'excessive sensibilité de la peau aux influences atmosphériques, sensibilité particulière aux personnes atteintes d'affections rhumatismales.

XI. Dyscrasie mercurielle et syphilis modifiée par le mercure.

Le traitement malentendu de la syphilis et l'abus du mercure en général, sont suivis d'éruptions cutanées et de douleurs dans les os, qu'un examen superficiel fait confondre avec les dartres, le rhumatisme ou la goutte; de taches, d'ulcères, que l'on attribue à toute autre cause, et qui préparent aux personnes qui en sont affectées un avenir de souffrances et de langueur.

Toutes les ressources de l'art médical sont souvent impuissantes contre les affections produites par l'abus du mercure ou l'infection mercurielle.

Dans tous ces cas, les eaux de Schinznach offrent un remède supérieur. Je suis loin de vouloir insinuer qu'elles puissent guérir des formes secondaires et tertiaires de la syphilis; non, notre source n'est pas spécifique contre ces maux; mais elle rend au corps une faculté que la saturation lui a fait perdre, celle d'être sensible à l'action du mercure au point qu'une légère préparation mercurielle peut amener une guérison complète.

Il semble que, par une conversion rapide de ses substances, le soufre qu'elle contient se combine avec le mercure resté dans le corps et en provoque l'élimination.

C'est ainsi que l'organisme est peu à peu affranchi de l'un des éléments qui lui sont étrangers, du mercure, et que le principe syphilitique y reste seul.

Je vais citer quelques faits à l'appui de ce qui précède.

Monsieur d'A., âgé de trente et quelques années, pour se débarrasser d'une syphilis, avait subi plusieurs cures mercurielles qui avaient miné sa robuste constitution. Après ce traitement, il lui était survenu un gonflement extrême de l'un des os du crâne, et il souffrait de maux de tête toujours croissants. Les plus célèbres médecins furent consultés par lui, leurs perscriptions suivies avec persévérance, mais sans le moindre succès. Le dernier de ceux qui le traitèrent, supposant que la cause de son mal pouvait bien être de nature arthritique, lui conseilla les thermes de Schinznach.

Le malade but les eaux, en prit des lavements et chaque jour un bain tiède d'une demi-heure. Ce traitement augmenta ses maux de tête à un point intolérable, surtout pendant la nuit. Les opiats ne lui procuraient aucun soulagement.

Dans la persuasion qu'une modification de la syphilis était le principe de ce mal, au bout d'un mois de cure on administra au patient le sublimé d'après la perscription de D'Zond, et tous les deux jours on fit à la partie du crâne malade des frictions avec 15 gr. Ung. mercur. ciner. En peu de jours les maux de tête si violents se calmèrent, et le gonflement du crâne diminua. Bientôt le sommeil, la gaîté, l'appétit revinrent et trois semaines après, Monsieur d'A. était entièrement rétabli.

Deux ans plus tard je le revis ; pendant tout ce temps sa santé n'avait point été altérée.

Monsieur K. de R., homme d'une quarantaine d'années, avait été imprudemment guéri d'un abcès syphilitique par un traitement local ; quelque temps après, cet homme robuste et d'un caractère enjoué commença à se plaindre, perdit la santé, dépérit à vue d'œil et devint chagrin et abattu. Une prosopalgie (tic douloureux) s'était emparée de lui ; elle le tourmentait surtout pendant la nuit et troublait son sommeil.

Des médecins expérimentés, reconnaissant dans son mal une syphilis déguisée, lui administrèrent le sublimé ; puis ils le soumirent à des frictions d'onguent hydrarg. ciner. combinées avec des bains tièdes.

En dépit de tous ces remèdes l'état du malade restait le même ; les variations de la température et l'humidité de l'air aggravaient singulièrement son mal. On en vint enfin, à supposer que celui-ci pourrait bien partir d'un principe goutteux, et Schinznach fut conseillé.

Le malade supporta bien les eaux, dont il fit usage à l'intérieur et à l'extérieur, mais jamais sa prosopalgie ne l'avait tant fait souffrir. Encouragé par mes conseils, il se soumit, non sans avoir résisté longtemps, à une nouvelle cure mercurielle: huit grains de sublimé le guérirent entièrement.

La femme K. de V. avait pendant longtemps été traitée à l'hôpital; elle avait diverses parties du corps frappées de maladie, et, depuis vingt ans, le front affecté de tumeurs chroniques. Ces tumeurs, à bords relevés, calleux, bleuâtres, étaient douloureuses, et se reproduisaient sans cesse, laissant à l'endroit qu'elles quittaient une cicatrice blanchâtre. Pendant son long séjour à l'hôpital, divers traitements furent essayés, entre autres le sublimé, les frictions, les décoctions de Zittman, la diète la plus rigoureuse; la maladie avait résisté à tous ces remèdes.

Madame K. de V. fit une cure d'un mois à Schinznach, au bout de laquelle j'engageai son médecin à tenter de nouveau le traitement par le mercure, et de préférence, par le sublimé.

Il suivit mon conseil, et la malade recouvra pleinement la santé.

Monsieur R., âgé de 45 ans, de robuste constitution, avait eu, avant son mariage, plusieurs maladies syphilitiques dont il s'était toujours fait traiter par le mercure. Depuis sa dernière guérison, pendant quelques années, il jouit d'une bonne santé, se maria, et eut des enfants sains et robustes.

Il y a quelques années qu'il fut atteint d'une ischiagre (sciatique) opiniâtre qui finit par le faire boiter. Les douleurs qu'il ressentait aussi bien à la partie supérieure qu'à la partie inférieure de la cuisse redoublaient d'intensité pendant la nuit et par les variations de la température. Il avait fréquenté plusieurs sources thermales, pris les décoctions de Zittman et le sirop de salsepareille, mais sans succès.

Il se rendit enfin à Schinznach. La source agit avec beaucoup d'énergie sur la diurète; l'urine sécrétée pendant la nuit présentait un très fort dépôt de phosphate; les douleurs s'augmentèrent; la nuit surtout elles étaient presque intolérables.

Comme je supposai à ce mal un principe syphilitique, je conseillai le sublimé combiné avec l'aconit. Le succès surpassa nos espérances; les douleurs disparurent entièrement et avec elles la claudication.

Ces quelques faits, pris au hasard parmi une foule d'autres, prouvent la grande énergie avec laquelle notre source, par ses propriétés neutralisantes et stimulantes, agit sur les corps saturés de mercure et les dispose à en subir de nouveau les effets curatifs.

Nous pourrions encore démontrer par un grand nombre de faits semblables, combien elle est précieuse dans la guérison de la carie mercurielle des os du nez.

IIIᵉ SECTION.

Cas et maladies qui interdisent totalement l'application des eaux de Schinznach ou qui ne l'admettent qu'exceptionnellement.

Bien que les eaux minérales sulfureuses de Schinznach soient employées avec le plus grand succès dans une infinité de maladies, même des plus graves, elles sont loin d'offrir un remède universel; employées sans discernement et sans mesure, elles peuvent devenir aussi funestes qu'elles sont salutaires quand on le fait convenablement et à propos.

Les personnes sanguines doivent, ou ne point du tout en faire usage, ou ne les prendre qu'avec les plus grandes précautions; de même aussi celles dont le système artériel accuse une activité insolite. Les cas inflammatoires ne les admettent jamais; et plus l'organe où siège l'inflammation est important, plus il faudrait prendre garde d'y recourir.

Il en est de même, dans les cas de pléthore sanguine du poumon, de l'utérus, ou dans les autres cas pléthoriques.

Lorsqu'il y a congestion prononcée à la poitrine, ou à la tête, état hypertrophique du coeur, propension à l'apoplexie, l'usage de notre source est incertain et même dangereux.

Toute suppuration interne accompagnée de symptômes fiévreux; l'épuisement des forces corporelles; la disposition à une décomposition putride des humeurs (sepsis); la disposition à l'hydropisie; les anévrismes du coeur et des grandes artères; les dégénérescenses cancéreuses du foie, de l'estomac, de l'utérus, des ovaires; les maladies aiguës: toutes ces affections en défendent absolument l'usage.

Relativement à la question de distinguer quand il faut prescrire ou interdire l'emploi des eaux de Schinznach, J. B. Müller, dans sa dissertation inaugurale, dit fort judicieusement au sujet des thermes de Schinznach: „Comme il n'y a point de remède assez universel pour convenir sans exception à toutes les maladies, de même aussi nos thermes, quelque efficaces qu'ils soient, peuvent devenir nuisibles, quand on les emploie hors de propos, sans jugement, sans mesure, et sans observer un régime convenable.

Les personnes qui souffrent de squirres invétérés aux entrailles, de tubercules, de dyscrasies putrides ou cancéreuses; celles qui sont atteintes de phthisie caractérisée, de fièvre hectique, d'hydropisie etc. — doivent se garder de nos eaux, si elles ne veulent pas risquer leur vie.

Elles n'offrent également aucun secours aux personnes atteintes de fièvres, d'inflammations aiguës locales, de douleurs violentes aux articulations et de tabès, marasme résultant de l'abus des plaisirs des sens.

A l'égard de l'enfance et de la vieillesse, la prudence impose l'observation de certaines règles : les forces déclinantes de l'une perscrivent des ménagements, et l'on doit se garder de provoquer une surexcitation dans l'organisme délicat de l'autre.

Une grossesse peu avancée ne défend pas l'usage de notre source ; mais après les quatre premiers mois on ne peut se le permettre qu'en recourant aux précautions les plus attentives.

<hr>

IVe SECTION.

De l'emploi de l'eau minérale.

Il n'est guère possible de poser des règles générales sur l'emploi de nos eaux thermales ; il doit être déterminé par la nature du mal et par l'individualité du malade.

Il est toujours très utile que les personnes qui se disposent à la cure, se fassent tracer, par leur médecin, une description sommaire de leur maladie et du mode de traitement qu'elles ont suivi. Cela facilite au médecin des bains la connaissance exacte de la maladie dont on souffre et de l'individualité du malade.

L'emploi des eaux se fait, soit à l'intérieur, soit à l'extérieur, soit simultanément sous ces deux modes, selon que la saison plus ou moins favorable le permet. L'été, à partir de la mi-mai jusqu'à la fin du mois de septembre, est généralement regardé comme le temps le plus propice à la cure.

Toutefois comme les propriétés de nos eaux sont les mêmes dans toutes les saisons, moyennant certaines précautions, on peut, en cas de nécessité, les prendre au coeur de l'hiver.

Avant de commencer la cure, on fait bien de se purger ; cela prédispose l'estomac à digérer facilement l'eau minérale et prévient les accidents gastriques et bilieux. Le mode de purgation doit être soumis au contrôle du médecin.

Les observations générales qui précèdent expliquent pourquoi une masse de sang trop abondante doit nécessairement être appauvrie.

La cure une fois achevée, c'est au médecin à décider s'il y a lieu de prendre un purgatif, de se soumettre à un certain régime diététique ou de suivre encore un traitement thérapeutique.

Emploi des eaux à l'intérieur.

Ce n'est que depuis une quarantaine d'années que l'emploi de nos eaux à l'intérieur est devenu général ; cependant il y a des cas où leur odeur et leur goût assez désagréables n'en permettent l'usage qu'à l'extérieur ; alors, pour l'usage intérieur, on fait choix d'une autre eau minérale ayant des propriétés analogues. Les personnes dont le goût n'est pas trop délicat les prennent sans répugnance et s'en trouvent bien.

Le matin, de cinq à sept heures, est le temps le plus convenable pour prendre l'eau minérale. Il faut la boire à jeun, à la source même, quand le temps le permet, et faire un exercice modéré ; par le mauvais temps, on la prend dans la salle destinée à cet usage. Dans tous les cas, elle doit être bue à sa sortie de la source, avant que ses parties gazeuses soient évaporées. Chaque jour, la dose doit en être réglée, car c'est moins de la quantité d'eau que de sa juste mesure et de l'opportunité de son emploi que dépend le succès. On commence ordinairement par de petites doses d'un ou de deux verres, et l'on va progressivement jusqu'à six ou sept. Les enfants n'en prennent qu'un demi ou un quart de verre. On laisse un intervalle de dix, douze et quinze minutes entre chaque verre. Les personnes trop faibles pour faire de l'exercice font bien de boire l'eau minérale pendant qu'elles sont dans leur bain.

Emploi de l'eau minérale à l'extérieur.

Il peut avoir lieu sous diverses formes : sous celle de bains ordinaires, de bains de vapeur, de douches de toute espèce, et d'injections.

C'est toujours à jeun que ce mode d'application doit se faire, le matin de préférence, après qu'on a bu les eaux, et le soir, de cinq à huit heures, quand on a fini sa digestion.

1. Bains.

Les effets du bain ordinaire dépendent essentiellement de sa température, de la chaleur qu'il enlève au corps, ou de celle qu'il lui communique.

A Schinznach, le bain un peu froid, à une température de 20° Réaumur, (plus froid il ne pourrait pas convenir) cause, dans le système nerveux, un léger ébranlement, qui s'opère de la périphérie vers l'intérieur du corps, et qui se manifeste d'abord par une contraction spastique de l'appareil cutané. La peau devient rude et rugueuse. On éprouve à la mâchoire inférieure, et quelquefois par tout le corps, comme un mouvement convulsif. La respiration est gênée, la tête embarrassée, le pouls affaibli, et des épreintes à l'urètre, avec envie d'uriner, se font fréquemment sentir. Le bain est-il de courte durée et sa température moins froide? lorsqu'on en sort, et qu'on s'est essuyé, l'état spasmodique de la peau cesse; l'activité lui revient; les humeurs y affluent avec force; elles y rallument la chaleur naguère affaiblie avec une intensité qu'elle n'avait pas avant le bain; enfin, une teinte d'un rouge ardent, accompagnée d'une faible exsudation, envahit tout le corps. L'équilibre une fois rétabli, on jouit d'un sentiment de bien-être général.

En prenant tous les jours des bains à cette température, on stimule les fonctions de la peau et celle-ci ne tarde pas à subir l'effet particulier, connu sous le nom d'exanthème de bain, irritation superficielle, inflammatoire, accompagnée de symptômes fébriles plus ou moins sensibles, laquelle envahit toutes les parties du corps exposées au contact de l'eau minérale, et se termine par la desquammation de l'épiderme.

Les bains chauds, à une température de 26° à 28° R., sont ceux dont on fait le plus d'usage à Schinznach. Voici les effets qu'ils produisent : ils stimulent modérément les nerfs de la périphérie, le système nerveux interne et spécialement le système ganglionnaire ; ils adoucissent la peau, rallentissent le pouls, allègent la respiration, et provoquent de fréquentes incitations à uriner, sans épreintes spasmodiques. La peau se couvre d'une teinte rouge, qui, dès le quatrième bain, passe au pourpre et souvent au bleu ou au rouge noir.

Quand on a quitté le bain et qu'on s'est essuyé, cette forte coloration disparaît peu à peu ; on voit d'abord des taches blanches se former sur les diverses parties du corps, puis s'étendre graduellement et finir par ramener la couleur naturelle. Quoique la température des cabinets de bain soit assez élevée, on éprouve, en sortant de l'eau, une légère sensation de froid, un peu désagréable, mais qui cesse aussitôt que le corps est sec.

Des bains trop chauds occasionnent parfois des orgasmes et des fièvres, qui interrompent la cure. Il faut se plonger lentement dans l'eau. Les personnes faibles, sujettes aux congestions, ne sauraient supporter l'immersion totale.

On commence communément par des bains de quinze à trente minutes ; puis on en augmente journellement la durée de quinze à vingt minutes jusqu'à une, deux et deux heures et demie, pour les bains du matin, et jusqu'à une heure et demie, pour ceux du soir. Quand la cure tire à sa fin, dans la période de desquammation, on en diminue la durée dans la même progression.

Les médecins français et les médecins allemands, paraissent avoir, sur la durée des bains pendant la cure, des vues assez opposées ; les premiers sont généralement partisans des bains de longue durée, de trois et quatre heures même ; les autres au contraire se prononcent pour les bains d'une demi-heure ou d'une heure tout au plus ; car, disent-ils, au bout d'une demi-heure l'absorption cutanée a atteint son terme de saturation, et ce qui le prouve, c'est que pendant tout le temps qu'on reste de plus dans le bain, le poids du corps n'augmente nullement. Les médecins français paraissent croire que l'absorption et la circulation sont constantes, et que, laisser le corps exposé longtemps à l'action de l'eau minérale, est un moyen certain de garantir le succès de la cure.

Nos observations nous portent à envisager la moyenne de ces diverses durées comme la plus sûre ; les bains trop prolongés occasionnent souvent une surexcitation qui laisse après elle des suites fâcheuses, notamment une faiblesse nerveuse difficile à combattre.

Il faut suspendre, pour deux ou trois jours, l'usage des bains pendant le temps de la menstruation, à moins que celle-ci ne s'opère avec difficulté ou ne soit pas assez abondante. Dans ce dernier cas, les bains peuvent être continués sans danger ; il est même utile de le faire.

A la sortie du bain, il faut bien prendre garde de s'exposer à prendre froid, et se mettre au lit pour un quart d'heure en évitant cependant d'exciter la transpiration.

C'est surtout pendant le temps de l'éruption cutanée qu'il faut se garder avec soin de l'effet dangereux de l'air et de la température.

L'eau thermale qui, à sa source, a 28° R. de chaleur, conservant une température encore assez élevée quand elle arrive aux bains, malgré le refroidissement qu'elle a subi dans les aqueducs, on fera bien de n'user que le moins possible d'eau chauffée, parce que le chauffage lui fait perdre la plus grande partie de ses substances gazeuses.

La durée de la cure varie, selon la gravité du mal et la constitution des malades ; elle est ordinairement de trois ou quatre semaines.

Quand il s'agit de maladies opiniâtres et invétérées, il devient nécessaire de prolonger et même de répéter la cure.

Il est bon quelquefois de la suspendre, pendant huit ou dix jours ; ce temps peut être agréablement employé à des excursions dans les environs.

Au reste, c'est l'état du malade qui doit toujours en régler le mode et la durée.

2. *Douches.*

Les douches sont, sans contredit, un des modes d'application des plus efficaces, dans une foule de maladies. L'ébranlement qu'en reçoivent les parties molles pénètre profondément dans la contexture organique ; il en ranime énergiquement la vitalité, et y détermine une activité qui s'étend jusqu'au foyer du mal, où elle seconde les propriétés résolutives et dissolvantes de l'eau minérale.

L'application des douches a particulièrement lieu dans les cas,

1° d'enflure atonique,

2° de rhumatismes fixes,

3° de dartres circonscrites opiniâtres,

4° de faiblesse et de laxité partielle,

5° de contraction et relaxation des articulations,

6° de névroses locales.

Les vieux bains et les bains neufs particulièrement sont

pourvus d'appareils à douches de toutes sortes. Chaque année on s'efforce de les perfectionner, et de les rendre toujours plus propres au traitement des maladies qui en réclament l'application.

Un local particulier est affecté à l'usage des douches; on peut les modifier à volonté, par le moyen de robinets de divers calibres, et donner à l'eau la température exigée par la nature du mal.

Il y a encore un appareil à douches de vapeur et de gaz, d'après Biet, et une douche écossaise.

3. Bains de vapeur et de gaz.

La feuille de l'An, de 1828, de la société du Jardin Noir de Zuric, contient, sur les bains de gaz, le passage que voici:

„Monsieur de Gimbernat essaya d'établir à Schinznach des bains de gaz, mais ses dispositions furent, à tout prendre, assez imparfaites; il s'y joignait de plus cet autre inconvénient que les bains de vapeur et de gaz étaient situés au-dessus de la chaudière contenant l'eau minérale destinée aux cabinets de bain. On comprend aisément que cette eau, au-dessus de laquelle des malades prenaient des bains de vapeur, devait inspirer de la répugnance aux personnes obligées de s'y baigner, à celles surtout qui étaient obligées d'en boire. Les réclamations qui s'élevèrent à ce sujet les firent supprimer. On comprit aussi que les bains de vapeur exigeaient un local indépendant des autres bains.

„Comme on s'était de plus convaincu que le bâtiment des vieux bains n'était nullement propre à les recevoir, on résolut de les établir dans celui des bains neufs, et de les organiser de manière à ce qu'ils répondissent à tout ce que les progrès de l'art médical peuvent de nos jours exiger d'un établissement de bains, quant à l'application des eaux minérales.

„C'est à Monsieur de Gimbernat qu'appartient le mérite d'avoir le premier travaillé à introduire d'heureuses innovations; mais il est allé trop loin en voulant substituer les bains de vapeur aux bains d'eau, et l'on conviendra que cette idée n'est guère raisonnable. Il est sans doute à désirer que l'usage des bains de vapeur se répande; dans certaines maladies, quand un médecin en règle l'emploi, leurs effets sont décisifs.

„Dans l'hypothèse que la suppression des bains d'eau soit possible, cette suppression n'en serait pas moins imprudente; d'un autre côté, l'utilité spéciale des bains de vapeur, dans un grand nombre de cas, ne saurait être contestée, et il est probable que l'eau thermale sulfureuse de Schinznach, insinuée par ce moyen dans l'intérieur du corps, jouerait un rôle important dans la guérison de certaines affections de poitrine."

La source thermale fournit 130 pots d'eau par minute et dégage une grande abondance de gaz divers; la proportion du gaz hydrotion seul est de 930 pieds cubes par jour, ou 1120 pouces cubes par minute, en calculant le pot à 53 onces. Cependant, malgré cette richesse de gaz on n'a point encore établi à Schinznach de bains de gaz. Il est vrai que, dans l'état actuel de l'établissement, cette mesure peut paraître inutile, attendu que, pour transformer en bains de gaz chaque cabinet de bain du bâtiment neuf, il suffit d'en fermer hermétiquement les soupiraux, au moment où l'eau minérale chauffée et l'eau minérale non chauffée viennent simultanément couler dans la baignoire.

Jusqu'ici, on n'a que fort rarement essayé de cure par le moyen des bains de gaz, bien que leur emploi doive être d'une efficacité décisive dans certains cas donnés, tels que: obstructions des organes de la poitrine, asthmes humides, concrétions herpétiques ou psoriques aux trachées-artères; elle a été constatée par des faits observés dans

13

un petit nombre d'affections pulmonaires et d'asthmes chroniques.

Depuis bien longtemps, il est d'usage que les femmes obligées de suspendre leurs bains à cause de la menstruation, et exposées par là à voir le développement de l'exanthème contrarié, se tiennent chaque jour, pendant quelques heures, dans leur cabinet de bain; l'action du gaz supplée ainsi à celle de l'eau et entretient l'éruption commencée.

4. *Application de l'eau minérale sous la forme de clystères, d'injections, de compresses et de lotions.*

Dans les affections abdominales mentionnées plus haut, on emploie très souvent, avec succès, les clystères d'eau minérale soit pure, soit mélangée de lait ou d'infusions émollientes. Les abcès fistuleux, carieux etc., réclament des injections préparées de la même manière. Les compresses d'eau minérale peuvent servir au pansement d'ulcères chroniques, ou à combattre les affections dartreuses locales.

Régime hygiénique.

Le succès de la cure dépend, en grande partie, du soin avec lequel on se surveille soi-même. Il importe de régler son genre de vie conformément au but que l'on se propose et que l'on désire atteindre. Avant tout, il faut savoir renoncer aux habitudes pernicieuses que l'on peut avoir contractées.

On doit mettre de côté toute espèce d'affaires sérieuses, les travaux de tête surtout, et se garder des mouvements passionnés de l'âme.

„Quand vous arrivez aux eaux minérales, dit Alibert, [*]

------

[*] Précis historique sur les eaux minérales les plus usitées en médecine. 1820.

faites comme si vous entriez dans le temple d'Esculape; laissez à la porte toutes les passions qui ont agité votre âme, toutes les affaires qui ont si souvent tourmenté votre esprit. »

Rien n'est plus propre à favoriser la salutaire action des eaux qu'un exercice modéré en plein air; il facilite toutes les fonctions animales, fortifie les muscles, distrait et égaie l'esprit.

Il est encore fort important d'observer une grande régularité dans ses repas: aux eaux, la sobriété est le premier devoir.

Quant à la qualité des aliments, on ne peut guère poser de règles positives; l'âge, la nature et l'intensité du mal, les dictent. En général, une nourriture simple, peu abondante, de facile digestion, fortifiante, est celle qui convient le mieux dans le plus grand nombre de cas. Le matin, du café ou une soupe; à midi, du bouillon, du boeuf, du veau ou du mouton rôti, du poulet, des légumes frais et légers, du poisson; on donnera la préférence à la truite ou au brochet; les poissons d'étang sont nuisibles ainsi que ceux dont la chaire est grasse. La pâtisserie grasse est incompatible avec les eaux. Tous les acides sont contraires, c'est pourquoi la salade est défendue.

La boisson la plus saine est l'eau de source; néanmoins l'usage modéré d'un bon vin vieux, ni acide, ni capiteux, pur ou trempé, ne saurait faire de tort; il peut même aider à la digestion.

Le souper doit être frugal; un potage, des compôtes au fruit, des oeufs frais, des légumes, des viandes légères, sont ce qu'il y a de plus convenable.

V° SECTION.

Phénomènes constants ou accidentels qui s'observent pendant la durée de la cure.

I. Exanthème de bain ; ses symptômes, sa marche, et sa signification thérapeutique.

La source, employée sous la forme de bains, exerce une action vivifiante sur la peau et en augmente la tonicité. Son impression se transmet peu à peu aux organes intérieurs, dont elle change la vitalité ; elle est surtout ressentie par les systèmes nerveux et artériel, et elle active les fonctions du cœur. Outre cette impression tonique et stimulante, les bains d'eau minérale exercent un effet intime sur le tissu cutané tout en excitant l'action perspiratoire de la peau et l'activité vasculaire.

Un usage régulier des bains produit, au bout de deux ou trois jours, une irritation cutanée qui se manifeste par la rougeur de la peau, pendant qu'on est dans le bain. Chez les personnes pléthoriques, cette coloration devient écarlate ; mais, hors du bain, elle fait aussitôt place à des taches blanchâtres, qui s'étendent graduellement, et, en peu de minutes, la peau a repris sa teinte naturelle.

A mesure que l'on continue les bains, la peau devient toujours plus sensible au toucher, les rougeurs ne se dissipent plus entièrement après le bain ; un état légèrement fébrile commence, comme dans les fièvres exanthématiques ; le pouls est accéléré et plus plein qu'à l'ordinaire. On nomme ces symptômes : envahissement de la poussée thermale ou prodromes de la poussée.

Cette première période dure deux ou trois jours. Du troisième au sixième jour de la cure, on remarque les symptômes suivants : léger mouvement fébrile ; sensation de lassitude ; rougeurs constantes à la peau ; ardeur, sécheresse, et sensibilité de la peau au toucher ; apparition de petites aspérités vésiculaires.

La seconde période comprend le développement de l'exanthème ; il est accompagné de malaise et les mouvements fébriles continuent. A la lassitude et à la pesanteur viennent se joindre de légers dérangements d'estomac ; les affections gastriques ou bilieuses peu prononcées ne sont pas rares à cette époque. La soif augmente, et les constipations alvines sont fréquentes ; les urines sont plus foncées qu'à l'ordinaire ; elles déposent, surtout chez les personnes à dispositions arthritiques, un sédiment blanc ou rose. La poussée parvient à une intensité plus ou moins grande, selon les dispositions individuelles ; la sensation de chaleur augmente vers le neuvième ou le dixième jour ; l'urine est jumenteuse et se trouble ; la soif devient intense ; l'appétit disparaît ; le sommeil est parfois agité, inquiet ; de légers frissons parcourent le corps. La peau prend souvent une teinte très rouge, écarlate, devient peu à peu luisante et se tend.

Lorsque la poussée est parvenue à son plus haut degré d'excitation, vers le onzième ou le douzième jour, la troisième période commence. La fièvre d'éruption diminue insensiblement ; les rougeurs pâlissent ; l'épiderme devient noirâtre, commence à se crevasser, à se flétrir et finit enfin par se détacher, et par tomber sous la forme de poussière ou d'écailles. Cette période est accompagnée de prurit ou de démangeaisons. Les aspérités vésiculaires qui formaient l'éruption, s'ouvrent et rendent la peau sèche et rude ; l'épiderme se détache de plus en plus, quelquefois même en lamelles farineuses ; la sensation douloureuse et les démangeaisons cessent, et enfin, vers le vingt et unième ou le vingt-deuxième jour, à partir du commencement de la cure de bains, les fonctions normales de la peau recommencent.

La poussée thermale, selon son degré d'effluence, offre l'aspect d'une éruption soit érythémateuse, soit érysipélateuse.

L'éruption est un phénomène constant et essentiel, aux eaux de Schinznach. Pour l'obtenir, il n'est nullement nécessaire de prendre des bains de longue durée, ni des bains très chauds. Un seul bain par jour à la température den 25° ou 26° de R. suffit pour la provoquer.

Dans les cas où l'on désire une éruption plus intense, et quand la complexion du malade le permet, on prolonge graduellement les bains du matin jusqu'à deux et trois heures, et ceux du soir jusqu'à une heure ou une heure et demie.

La poussée n'est cependant pas une condition absolue de la guérison ; celle-ci peut réussir sans que ce résultat ordinaire ait été obtenu ; dans les cas où il suffit de rendre du ton, et de ramener les forces perdues à la suite de maladies aiguës ou chroniques, la poussée n'est ni désirable, ni nécessaire.

Bien qu'on ne puisse contester l'importance critique de la poussée thermale dans diverses maladies, nommément dans les affections dyscrasiques qui ont pour principe une répercussion de matières morbifiques chroniques, psoriques, herpétiques, nous sommes loin de la lui reconnaître sans restriction. Quoi qu'il en soit, non seulement dans les cas précités, mais encore toutes les fois qu'il y a perturbation des fonctions de la peau, résultant de la marche irrégulière d'éruptions cutanées aiguës, on ne saurait nier que la provocation d'un mouvement pathologique de la peau si général, suivi d'une régénération totale de l'épiderme, et pendant lequel doivent nécessairement s'opérer des transformations vitales, n'ait une signification très grave, alors même qu'on n'y voudrait reconnaître qu'une crise imparfaite.

Le savant professeur Harless, dans son journal de

médecine[*]), a émis à ce sujet des vues à mon avis fort judicieuses, et auxquelles je souscris volontiers; il dit entre autres:

„Je ne veux nullement mettre en doute qu'il n'y ait bien des cas où la poussée thermale ne soit décisive; on peut la considérer comme une crise réelle, qui réclame toute notre attention, tous nos soins; je l'ai moi-même observée dans quelques cas; mais dans tous l'affection présente avait été précédée d'éruptions cutanées de nature psorique, dartreuse, herpétique, soit incomplètes, soit arrêtées et répercutées par un défaut de régime, ou par un traitement contraire; ou bien encore, d'érysipèles exanthématiques habituels, ou d'abcès devenus habituels, qui avaient disparu à l'apparition d'une affection générale cachétique ou spasmodique; ou enfin de complications de goutte anomale, d'ardeurs de la peau, de prurigo, d'éruption pourprée, de dartres; ensorte que ces éruptions diverses avaient toujours été une crise partielle et salutaire de maladies goutteuses.

„Lorsque des signes anamnétiques analogues se manifestent, il est fort utile, il y a même urgence de ramener l'éruption avec l'aide des bains d'eau minérale, et de les continuer jusqu'à ce qu'on l'ait fait reparaître. Néanmoins, alors même, il ne faut ni prolonger la durée des bains journaliers au-delà d'une heure, ni répéter ceux-ci, ni surtout en élever la température."

Monsieur le docteur Kottmann, physicien expert du canton d'Argovie, émet une opinion un peu différente à ce sujet, dans son ouvrage que nous avons déjà cité.

„Cette éruption est sans doute importante, dit-il; on ne doit pas la négliger, ni l'envisager comme insignifiante

---

[*] Neue Jahrbücher der deutschen Medizin und Chirurgie, 2tes Supplem., Band IV. das Habsburger-Bad in seiner jetzigen Umgestaltung, 1827.

et de peu d'influence sur le succès de la cure, ainsi que le font la plupart des médecins et des malades, particulièrement ceux des bains de l'Allemagne du nord. Ce sera si l'on veut une crise, mais une crise purement relative et incomplète, qui, dans sa pleine efflorescence, signale le point culminant des effets du bain; son déclin graduel indiquera le temps de la complète réaction entre les propriétés médicales transformatrices de l'eau thermale, et les forces compensatoires et expultrices de l'organisme ; par conséquent, l'accomplissement de la phase d'altération et de guérison déterminée par l'eau minérale. »

Lors même que, de loin en loin, et dans des cas isolés, l'éruption est en rapport intime de réciprocité avec les symptômes des maladies qu'il s'agit de combattre ; lors même que, sous certains rapports, elle peut être considérée comme une crise, il ne s'ensuit pas que cela doive toujours être, et qu'on puisse toujours voir en elle le point culminant du mal, le signe de la saturation produite par les bains, la condition absolue de la guérison.

On ne connaît pas, à Schinznach, de fausse éruption, comme celle que M. le docteur Kottmann prétend avoir observée à Baden ; ce phénomène s'y manifeste avec plus ou moins d'intensité, sans doute, mais sa marche et son développement sont toujours les mêmes.

Quand, à l'exanthème de bain, se joint une autre éruption, celle-ci est toujours partielle et ne se manifeste qu'aux endroits qui en ont déjà été affectés, par exemple, derrière les oreilles, aux parties génitales, à l'anus ou autour des articulations.

Pour ce qui est de savoir, si cette opération organodynamique est due à l'appareil cutané seul, ou s'il faut la considérer comme une réaction de la saturation générale du corps, des systèmes lymphathique et sanguin surtout, c'est là une question dont la solution pourrait bien ne pas être sans intérêt sous le rapport physiologique.

Ce qu'il y a de certain, c'est que la cure d'eau minérale employée à l'intérieur seulement, quelque prolongée qu'elle soit, ne produit jamais l'éruption, et que celle-ci ne se développe qu'aux parties du corps exposées à l'action de l'eau minérale.

Quelle que soit, au surplus, l'importance que l'on attache à la poussée thermale, il est reconnu qu'à Schinznach il est difficile et même impossible de l'éviter, quand on fait une cure régulière de bains ; il est encore avéré que la réorganisation de l'épiderme et l'augmentation de l'activité et de la tension du système nerveux cutané, qui en sont la suite, provoquent fréquemment une amélioration aussi prompte que sensible dans mainte maladie de la peau.

II. Ophthalmie thermale.

Les vapeurs et les gaz irritants dont les cabinets de bain se remplissent causent quelquefois une ophthalmie passagère ; elle s'observe par un temps humide plutôt que par un temps sec, et les personnes qui ont les yeux délicats (resp. conjunctiva) y sont plus particulièrement sujettes. Cette ophthalmie dure tout au plus deux ou trois jours et n'est autre chose qu'une inflammation légère, superficielle et éphémère de la conjonctive des yeux ; elle offre les symptômes suivants :

On éprouve d'abord une certaine irritabilité aux yeux et de la tension aux paupières ; bientôt la lumière blesse et toute application de la vue devient intolérable.

La conjonctive, d'abord un peu luisante et humide, rougit superficiellement ; on ressent une sensation pareille à celle que produit un corps étranger sous la paupière. En peu d'heures, les yeux se remplissent de larmes brûlantes et l'on y éprouve, malgré ces larmes, un sentiment de sécheresse, qui oblige de les humecter souvent. La

tension des paupières s'étend parfois aux cavités frontales
et nasales; elle se termine ordinairement par un écoulement humoral assez abondant du nez. Quand ces larmes
et cet écoulement ont duré quelques heures, la difficulté
de supporter la lumière, la rougeur des yeux et les autres
symptômes disparaissent promptement sans laisser la moindre trace.

Il est très rare que cette affection se répète pendant
la cure; quelquefois même il s'écoule des mois entiers,
sans qu'elle apparaisse. Jamais on n'a remarqué qu'elle
eût des suites fâcheuses sous quelque rapport que ce soit;
elle a plutôt été salutaire aux personnes périodiquement
atteintes d'ophthalmies scrofuleuses, herpétiques ou arthritiques, et les a tout à fait guéries de cette affection.

Les personnes qui veulent s'en préserver doivent,
pendant qu'elles prennent leur bain, s'humecter de temps
en temps les yeux d'eau minérale; elles feront bien aussi
de se les bander; c'est là un moyen assez sûr d'em-
pêcher ou de diminuer l'action des gaz sur ces organes
délicats. Cependant, comme il arrive souvent que dans
beaucoup d'affections d'yeux, qui ont un principe dyscra-
sique, l'ophthalmie thermale est un symptôme plutôt heureux que fâcheux, on a rarement recours à ces préser-
vatifs.

Pour accélérer l'éloignement de cette affection d'ailleurs
très éphémère, on n'a qu'à faire des fomentations adoucissantes et se tenir dans une chambre faiblement éclairée.

III. Éruptions furonculeuses.

L'apparition de furoncles est bien plus rare encore que
l'ophthalmie thermale. Ils se manifestent pendant le développement de la poussée thermale, surtout dans sa période d'efflorescence, chez les personnes atteintes d'affec-

tions arthritiques et psoriques, quand il y a stagnation des humeurs de la peau.

On ne saurait douter que, dans le cas de stagnation dans les glandes sébacées de la peau, ce phénomène ne soit dû à l'effet des propriétés stimulantes et résolutives de la source sur la circulation des vaisseaux capillaires.

Les furoncles surgissent quelquefois par douzaines, et ordinairement sur un espace très circonscrit de la peau; la douleur qu'ils causent en poussant n'est pas aussi vive que dans les cas ordinaires; ils passent aussi plus vite à l'état de suppuration.

Nous avons vu une douleur intense et continue, à la région des veines cœcales, causée par des furoncles, et durant depuis plusieurs semaines, être complétement guérie par l'éruption furonculeuse.

Les furoncles n'exercent aucune influence sur la marche de la cure.

VIe SECTION.

Source iodurée de Wildegg.

La découverte d'une source riche en iode, faite à Wildegg, a procuré un puissant remède auxiliaire à la source thermale de Schinznach. Or, Wildegg n'étant qu'à une petite lieue des bains, il est facile, en tout temps, d'y faire venir de cette eau minérale fraîchement puisée.

Ces deux sources, qui chacune contiennent des substances médicales d'une efficacité avérée, telles que l'iode, le brome, le soufre, présentent aux médecins les remèdes les plus énergiques pour combattre les différentes affections scrofuleuses et lymphatiques.

Dans ces derniers temps, on a obtenu les résultats les plus satisfaisants, en employant les deux sources minérales à l'intérieur, et l'eau sulfureuse sous forme de bain.

A l'appui de ce que nous venons d'avancer, nous citerons les faits suivants:

Un jeune garçon de 14 ans, affecté d'une dyscrasie scrofuleuse, souffrait d'une inflammation de la conjonctive des yeux, avait les glandes du cou engorgées, la lèvre supérieure enflée, les narines légèrement ulcérées, et ses yeux supportaient à peine la lumière. On lui prescrivit de prendre les bains sulfureux, de boire, soir et matin, un verre d'eau iodurée, et, avant le bain, deux ou trois verres d'eau sulfureuse de Schinznach.

Cette cure produisit bientôt une amélioration rapide dans l'état du malade; il reprit ses forces à vue d'oeil; l'ophthalmie disparut; l'incommodité de la lumière cessa, et les glandes diminuèrent tellement, qu'au bout de quelque temps il n'en restait que des traces imperceptibles. Cette amélioration fut durable, et l'on est fondé à croire qu'une seconde saison aux eaux rétablira le malade aussi complétement que cela est possible dans des affections scrofuleuses aussi profondément enracinées.

Une autre personne scrofuleuse, offrant les mêmes symptômes que la précédente, obtint le même succès.

Une demoiselle de 23 ans, atteinte d'une dyscrasie scrofuleuse, réglée, très boursoufflée, avait de plus les glandes du cou et les glandes submaxillaires fortement engorgées. L'emploi à l'intérieur des deux eaux minérales, conjointément avec celui des bains sulfureux, eut aussi un plein succès. La bouffissure disparut peu à peu; la digestion se régularisa et s'améliora; les pertes blanches dont elle souffrait cessèrent, et, à son départ, les glandes avaient diminué au moins des deux tiers.

Une demoiselle blonde de 18 ans, réglée, d'une santé délicate, souffrait de temps en temps au cou d'engorgements glanduleux qui dégénérèrent enfin en abcès, lesquels après avoir longtemps suppuré, laissèrent de laides cicatrices. Les eaux de Kreuznach amenèrent la cicatrisation, mais lentement. Son état ne s'étant pas sensiblement amélioré, et de nouvelles glandes apparaissant, son médecin lui conseilla, l'année suivante, de prendre les eaux de Schinznach.

On lui prescrivit aussi l'emploi simultané de l'eau thermale de Schinznach et de l'eau iodurée de Wildegg. Les résultats de cette cure furent très satisfaisants tant sous le rapport de l'état général de la patiente que sous celui des affections locales ; les plaies scrofuleuses se cicatrisèrent.

L'emploi simultané des eaux de Schinznach et de Wildegg, dans les différentes affections scrofuleuses, a obtenu l'entière approbation de Messieurs les docteurs Schœnlein, Locher-Zwingli, de Castella et autres médecins célèbres.

Monsieur le professeur Schœnlein emploie ces eaux avec succès dans les formes secondaires et tertiaires de la syphilis, et surtout dans les cas où le traitement par le mercure n'est plus admissible.

Analyse de l'eau de Wildegg.

a) *D'après G. Bauer.*

16 onces de cette eau contiennent :

	grammes.
Sulfate de potasse	0,4075500
Sulfate de soude	12,8736441
Nitrate de soude	0,5921616
Chlorure de soude	59,4465741
Chlorure d'ammoniaque	0,1999901
Chlorure de strontiane	0,3271669
Chlorure de calcium	12,2452564
Chlorure de magnésie	8,0687740
Bromure de magnésie	0,0171917
A reporter	94,1783089

grammes.

Report	94,1783089
Iodure de magnésie . . .	0,1934497
Acétate de magnésie . . .	0,1535274
Carbonate de magnésie . .	0,0944878
Carbonate de fer	0,0353232
Carbonate de manganèse .	0,0047912
Silice pure	0,1831520
Total	96,7070402

b) D'après le docteur Lœwig.

16 onces de cette eau contiennent :

grammes.

Chlorure de sodium	75,2640
Chlorure de potassium . . .	0,0445
Chlorure de calcium	2,8163
Chlorure de magnesium . .	12,3878
Iodure de sodium	0,3018
Bromure de sodium . . .	0,0062
Sulfate de chaux	13,4859
Carbonate de chaux . . .	0,6375
Sous-carbonate de fer . .	0,0038
Total	104,9478
Acide carbonique . . .	2,3‴ cubes.

Ouvrages qui traitent des bains de Schinznach.

J. Ziegler, Beschreibung des köstlichen warmen Gesundbades
bei Schinznach. Zürich 1663.

Cet ouvrage contient quelques notices topographiques,
un court exposé de la composition chimique de la source,
par Adam Meyer de Lauffenbourg, et un extrait sommaire
des écrits de H. Hemmann de Zofingue publiés en 1661,
offrant des détails topographiques, chimiques, médicaux.
Il n'offre qu'un intérêt historique.

H. B. S. P. Kurze, doch gründliche und wahrhafte Beschreibung deß vortrefflichen und weitberühmten Habspur-
ger- zuvorgenannten Schinznacher-Bads Gelegen unden an
dem Habspurger-Berg in Underem Aergäuw. 1708. (Sans
indication du lieu où il a été imprimé.)

Ce petit ouvrage renferme l'analyse chimique de la
source, quelques directions fort peu sûres relativement à
son emploi, et l'exposé de quelques essais heureux de
traitements du rachitisme sous diverses formes, de la goutte,
des scrofules, de la gale, des ulcères chroniques, de la
syphilis secondaire. Il a été réimprimé en entier dans J. J.
Scheuchzerus historia naturalis Helvetiae, P. H. Hydrogra-
phiae. pag. m. 325. Zurich 1717, et dans Iselin, Lex. hist.
geograph. Germ. Fol. Basiliae. Article „Schinznach.“

H. J. Leu, allgemeines helvet. schweiz. Lexicon. XV. Theil.
1759.
contient une courte notice sur Schinznach page 345 et 346.

J. R. Müller, de Thermis Schinznacensibus. Dissertatio
inauguralis medica. Basiliae. 1763.

Dissertation pleine mérite dans laquelle, à côté de
quelques détails topographiques et chimiques, on trouve

déjà des indications judicieuses sur l'emploi médical des
eaux de Schinznach.

> I. R. Maurer, Beschreibung des Habsburger Bads. (Sans
> millésime ni indication du lieu où il a été imprimé.
> Apparemment publié vers la fin du dix-huitième siècle.)

A côté de détails topographiques et historiques assez
exacts de la localité et de la contrée, ce livre contient une
description de l'établissement des bains tels qu'ils étaient
à cette époque, puis l'analyse chimique de la source par
Fréd. Aug. Weber de Heilbronn, suivie de celles de
Schwachheim, de Gagnebin, et enfin de celle de l'auteur.
Cet ouvrage n'offre guère qu'un intérêt historique.

> C. F. Morell, chemische Untersuchung der Gesund-Brunnen
> und Bäder der Schweiz, insbesonders des Kantons Bern.
> Bern 1788.

Relativement à l'état où était alors la chimie, cet ouvrage
est fait avec un soin et une conscience méritoires. Sous
le titre „Warme schwefelhaltige Wasser. Schinznach“ page
177 à 205, on trouve, outre quelques détails topographiques
et historiques, une analyse très étendue de la source thermale, avec l'indication de ses principaux effets. Cette analyse s'accorde encore sous bien des rapports avec celles
qui en ont été faites récemment.

> Neujahrsgeschenke der Gesellschaft zum schwarzen Garten in
> Zürich. Jahrgänge 1823, 1825 und 1828.

contiennent de précieux détails topographiques, historiques,
phisyques et chimiques sur Schinznach.

> C. F. Harless, das Habsburger Bad, unweit Schinznach,
> in seiner jetzigen Umgestaltung, in seinen neuen Jahrbüchern
> der deutschen Medizin und Chirurgie. 2ter Supplement-
> Band. Hamb. 1827.

Traité d'un grand mérite, où la question des eaux et
des bains est examinée avec talent et dont j'ai plusieurs

fois profité dans mon travail. L'auteur à su répandre de l'intérêt sur cette matière, et a jeté, çà et là, des observations et des conseils qui n'ont pas été inutiles à Messieurs les propriétaires des Bains de Schinznach.

G. Rüsch, Bade- und Trinkkuren. Ebnat, Kant. St. Gallen. 2ter Theil. 1826. Seite 67 bis 78.

August Vetter, Handbuch der Quellenlehre. Berlin und Wien. 1338.

Le second volume contient, page 78 à 83, des détails très courts mais néanmoins très substantiels sur Schinznach.

G. A. Welper. Europa's wichtigste Heilquellen oder in welches Bad wollen wir reisen? Berlin 1825.
page 170 et 171, article „Schinznach.“

Ebels Anleitung die Schweiz zu bereisen.

Lutz, geographisches Lexikon der Schweiz.
et plusieurs autres ouvrages contiennent des détails sur Schinznach.

Journal analytique de médecine. N° 9. Septembre. Paris 1829, p. 430, notice sur les bains de Schinznach.

ERRATA.

Page 6 ligne 12 au lieu de porteur lisez porteurs.
„ 8 „ 7 „ „ „ éclairées „ éclairés.
„ 27 „ 10 „ „ „ revenues „ revenus.
„ 74 „ 16 „ „ „ des parties molles des parties solides, lisez des parties molles et
des parties solides.
„ 86 „ 13 „ „ „ D'Zond lisez D'Zondi.
„ 87 „ 12 & 13 „ „ tumeurs „ ulcérations